ANA DISMISSED

W0171091

ANA: *In Anspielung auf die Pro-Ana-Bewegung, eine die Anorexie verherrlichende Gruppierung, in der sich vor allem junge Mädchen gegenseitig aufhetzen und zum Wetthungern anspornen.*
DISMISSED: *Wegtreten! Imperativ des englischen Wortes to dismiss (wegschicken, fortschicken).*

LEA GERICKE

ANA DISMISSED

MEINE KAMPFANSAGE AN DIE MAGERSUCHT

SCHWARZKOPF & SCHWARZKOPF

All das, was ich hier schildere – alle Erlebnisse, Gefühle, Gedanken und Handlungen anderer Menschen – ist vollkommen wertfrei zu betrachten. Das vorab zu erwähnen ist mir sehr wichtig. Alle Beteiligten haben zu jeder Zeit mit bestem Wissen und Gewissen gehandelt, davon bin ich überzeugt. Es sollen keine Anklagen erhoben, oder Schuldige gesucht werden. Auch meine mitunter schlechten Erfahrungen mit öffentlichen Einrichtungen und Institutionen sollten nicht als allgemeingültige Aussagen gegen genau diese gewertet werden. Ganz im Gegenteil: Ich weiß die Unterstützung, die ich erfahren habe und noch immer erfahre, sehr zu schätzen. Ich kann annehmen, was ich erlebt und überlebt habe, denn es hat mich zu dem Menschen gemacht, der ich heute bin. Und dafür bin ich dankbar. Wie ich die Dinge damals empfunden und wie ich mich verhalten habe, stand unter dem Einfluss meiner Essstörung.

INHALT

Im Sommer bin ich 30 geworden.
Andere in meinen Alter sind verlobt,
heiraten oder bekommen Kinder.
Ich dagegen schreibe mir die
vergangenen Jahre von der Seele.

LEBENSMÜDE

Den Kopf abgewandt, ihn nicht angucken müssen. Ihr Vater sitzt neben dem Krankenhausbett, leicht vorgebeugt. Sie liegt unter den Laken, starrt gegen die Wand. *Warum geht er nicht einfach – ich will, dass er geht.*

Den Kopf abgewandt, ihn nicht angucken müssen – vor allem aber mit der Wange den feuchten Fleck bedecken, der sich langsam auf dem Kopfkissen ausbreitet. Wenn sie merken, dass die Sonde nicht richtig sitzt – wenn sie merken, dass die flüssige Nahrung ins Kopfkissen sickert, statt in ihren Magen zu fließen. Dann gibt es Ärger. Dann ziehen sie die Sonde und legen sie neu. *Dann werde ich fett – sie mästen mich hier.*

Nach einer Ewigkeit steht ihr Vater endlich auf. Zieht sich unendlich langsam die schwarze, schwere Motorradjoppe an, greift zum Helm und geht. Was bleibt, ist die Osterglocke auf dem Nachttisch. Ein intensives Gelb in einem rotem Topf.

Die stinkt, die ist ekelig – ich will sie nicht hierhaben. Sie wird der Schwester sagen, dass sie sie wegschaffen soll. Wegschmeißen. Gestern noch war sie Herr der Lage, konnte tun und lassen, was sie wollte. Jetzt liegt sie hier, darf das Bett nicht verlassen. Wird vollgepumpt mit Biosorb: 2 kcal/ml.

Die Wochen zuvor ein täglicher Wettstreit. Nicht an gestern denken, nicht an morgen, nicht an heute – irgendwie. Zweimal die Woche morgens zum Wiegen. Jedes Mal eine Tortur.

Es darf nicht mehr geworden sein! Es darf nicht weniger geworden sein ... Diese zwei Tage der Woche, an denen gewogen wird, bestimmen ihr Leben. Oder besser: ihre Existenz. Ist das noch ein Leben, das sie führt? Sie lebt ihr Leben nicht. Sie existiert, vegetiert. Suizidgedanken? Keine konkreten Pläne – aber sollte sie eines Morgens nicht mehr aufwachen ... Wen kümmert es. Wie viel leichter wäre doch alles.

Sie ist lebensmüde, ja. Müde davon zu leben. Aber es ist nicht dasselbe wie ein Suizid. *Versteht Ihr was ich meine?*

Anfang des Jahres ging sie wenigstens noch zur Schule. Wenn auch nur verkürzt, für ein paar Stunden am Tag. Aber auch dafür reicht die Kraft nicht mehr.

Zwei Extreme: Tagsüber stehend im Zimmer – Sitzen verbraucht weniger Kalorien. Stundenlang – neben dem Bücherregal, dicht an der Wand. Die Tür einen Spalt weit geöffnet, um Schritte auf dem Flur rechtzeitig zu hören und sich schnell zu setzen. Auf die Stuhlkante – den Oberkörper angespannt und kerzengrade. Die Füße dürfen den Boden nicht berühren. Ein Kraftakt. Oder durch die Stadt. Gehetzt durch die Straßen, ohne Ziel – Hauptsache, in Bewegung sein.

Und nachts dann schlafen. Nur schlafen! Alles vergessen dürfen, nichts mehr fühlen müssen. Nichts leisten müssen.

Dabei sollten die Antidepressiva doch alles besser machen. So zumindest die Hoffnung, der Wunsch. Aber nichts ist besser. Vieles nur einfach egal. Die Dosis der Medikamente ist viel zu hoch für das geringe Gewicht. Schwindel und Gleichgewichtsstörungen sind die Folge.

Und Akne. Schwere Akne. Nun gut – hässlich ist hässlich, da kommt es auf ein entstelltes Gesicht auch nicht mehr an ...

KAPITEL 1

KERNGESUND

Lea kommt sechs Wochen zu früh, aber kerngesund zur Welt. Von Stunde Null an absolut erste Priorität ihrer Mutter und Daddys Girl. Sie wächst im Herzen der City West auf. Berlin-Charlottenburg – der Savignyplatz. Eine schöne Altbauwohnung, in der das größte Zimmer das Kinderzimmer ist. Lea ist das erste Enkelkind. Sowohl der Großeltern mütterlicher-, als auch väterlicherseits. Nach der Wende, die sich in West-Berlin lebend, unmittelbar vor der Haustür abspielt, gibt Ulli, ihr Vater, seine freie Tätigkeit als Journalist auf und wechselt in eine Festanstellung. Er schreibt fortan für eine Wirtschafts-Nachrichtenagentur.

Durch die politischen Umbrüche im Land stocken sämtliche Medien der Republik ihre Präsenz an Korrespondenten in der ehemaligen Mauerstadt massiv auf. Zwar mangelt es auch den freien Journalisten in dieser Zeit nicht an Aufträgen, doch liegt es in der Natur der Sache, dass ein Hype auch wieder abklingt. Die Ersten, die dann nicht weiter beschäftig werden, sind selbstverständlich die Freien. Nachdem sich 1990 das zweite Kind ankündigt, wählt ihr Vater den sichersten Weg, die Familie zu ernähren. Er verlässt jeden Morgen pünktlich das Haus und ist erst am späten Nachmittag oder frühen Arbeit wieder zurück. Ihre Mutter Gerda arbeitet weiter als freie Journalistin – von zu Hause aus. Sowohl für die Zeitung, als auch fürs Radio.

Emsig wackelt Lea noch unbeholfen hin und her, ist immer beschäftigt mit einer neuen Idee oder einem neuen »Projekt«. Beflissen verstaut sie nach und nach alle Konservendosen aus der Vorratskammer der Küche in ihren kleinen Puppenwagen aus Korb. Mit quietschenden Rädern und furchtbarer Schlagseite bugsiert sie ihre Ladung quer durch die Wohnung, um die Dosen mit Hundefutter, grünen Bohnen, Erbsen und Mais fein säuberlich in der Ecke eines anderen Zimmers aufzutürmen. Von ihrem Vater bekommt sie den Kosenamen »Biene«, so fröhlich und geschäftig, wie sie den ganzen Tag herumschwirrt. Sie hat eine blühende Phantasie, und der Stoff, ihre Geschichten weiterzuspinnen, geht ihr nie aus.

Als Lea zwei Jahre alt ist, folgt ihr jüngerer Bruder Till. Zusammen mit dem Hund sind die fünf eine Bilderbuchfamilie.

Sie reisen viel. Häufig sind sie mit dem großen, weißen VW-Bus unterwegs oder aber bei einer befreundeten Familie zu Gast, die ein Ferienhaus in Griechenland hat. Der Ort, Sivota, ist eine kleine, unscheinbare Siedlung auf dem Festland, südöstlich der Insel Korfu. Das Haus liegt in Alleinlage an einem Berghang. Am Ende der Straße lebt nur noch ein alter Ziegenbauer, der mehrmals täglich mit seinem offenen Pickup vorbeifährt. Das »Hoch-und-runter-fahr-Auto«, wie die Kinder es nennen. Sonst verirrt sich niemand bis dorthin. Das Haus ist geräumig – es hat mehrere Schlafzimmer mit bodentiefen Fenstern und eine große Terrasse. Es ist weiß gestrichen, gesäumt von blühenden Geranien und ist umgeben von Olivenbäumen.

Dort in Griechenland verbringen sie viele Sommer. Die beiden Kinder, mit ihren in der Sonne schlohweiß gebleichten

Haaren und der gebräunten Haut, ziehen die Aufmerksamkeit der Einheimischen auf sich. Sie sind die Lieblinge der Restaurantbesitzer unten am Hafen – sie werden geherzt und bekommen Leckereien aufgetischt. Sie spielen auf den großen Steinen am Rand des Hafenbeckens mit den einheimischen Kindern und lernen ein paar Worte Griechisch. In der kleinen Bäckerei im Ort, in der ihre Eltern Brot und Brötchen kaufen, dürfen die beiden hinter die Ladentheke kommen und helfen, den Teig zu kneten. Sie bekommen eine kleine Kugel Brotteig geschenkt und naschen ihn pur, bis sie Bauchschmerzen bekommen. Der Duft nach frischem Brotteig, blühenden Geranien und nach Sonnencreme oder nach Luftmatratzen und aufblasbaren Schwimmtieren lässt bis heute Bilder aus Griechenland in ihr aufsteigen. Lea ist vernarrt in den *König der Löwen*. Sie liebt die Geschichte von Simba, Nala und von Mufasa, der durch einen fiesen Hinterhalt stirbt, aber dennoch in den Herzen weiterlebt. Stundenlang hört sie die Hörspiel-Kassette rauf und runter, und das aufblasbare Schwimmtier in Simba-Gestalt, das sie zu ihrem fünften Geburtstag geschenkt bekommt, folgt ihr Tag für Tag treu an den Strand. Ist das kleine rote Auto, in dem sie gedrängt sitzen, auch noch so voll – Simba muss mit.

Zu Hause in Berlin spielen die beiden Kinder »Verreisen«. Sie packen Taschen und Tüten und ziehen mit ihrem Gepäck durch die Wohnung. Sie spielen »Verkleiden«, »Kaufmannsladen« und toben im Kinderzimmer. Sie hören Bibi-Blocksberg- und Benjamin-Blümchen-Kassetten, und ihre Eltern lesen ihnen viel aus Büchern vor. Erzählungen von Erich Kästner, Michael Ende, Astrid Lindgren und Otfried Preußler. Meist abends, vor dem Schlafengehen, zusammengekuschelt im Bett. Einer der Erwachsenen in der Mitte, links und rechts eines der Kinder. Wenn Gerda vorliest, können sie immer noch das ein oder andere weitere Kapitel erbetteln. »Nur noch ein Kapitel, bitte!« – »Gut, aber wirklich nur noch eines – danach wird geschlafen.« Wenn Ulli vorliest, sieht es anders aus. Wenn die große Standuhr mit dem schweren Pendel im Wohnzimmer acht Uhr schlägt, klappt er das Buch geräuschvoll zu und steht auf. Mitten im Satz – ohne Erbarmen und ohne groß auf den Protest und das Geheul der beiden Kinder einzugehen. Acht Uhr abends heißt, dass die *Tagesschau* beginnt. Sie gehört so selbstverständlich in die Grolmanstraße wie die Luft zum Atmen.

Auch der Kinderladen ist eine perfekte, heile Welt. Obwohl – wenn man spitzfindig sein will, kommt es schon hier zu einer ersten Konkurrenzsituation, mit der sich Lea konfrontiert sieht. Eine Clique – fünf Kinder. Zwei Jungen, drei Mädchen. Wer ist jetzt wessen beste Freundin? Treffen der drei Mädchen enden immer in Heulerei und mit großem Drama. Also nur Verabredungen zu zweit. Heißt im Umkehrschluss: Eine ist immer außen vor. Aber ernsthaft zu leiden scheint keine darunter. Die fünf sind ein gutes Team, die Kinderladenzeit ist wunderschön und geprägt von ausgelassenen und phantasievollen Spielen. Sie turnen im Tobezimmer, in dem ein Kletterseil von der Decke hängt und in dem sich aus großen Klötzen aus Schaumstoff Höhlen und Türme bauen lassen. Sie spielen Fangen und Verstecken und erklimmen den Berg auf dem Spielplatz – der eigentlich nur eine etwa zwei Meter hohe Erhebung aus Sand ist. Aber: alles eine Frage der Perspektive …

Es gibt keinen festen »Bestimmer«, der die Gruppe anführt. Die Rolle des »Vorderchefs« wechselt durch – je nachdem, was sie gerade spielen. Nach dem »Vorderchef« kommt der »Hinterchef«, ein Schlusslicht gibt es bei ihnen nie. Grundsätzlich gilt, sich für die anderen und den Schwächsten stark zu machen. Natürlich gibt es auch kleine Streitereien und Auseinandersetzungen, aber nach außen halten sie zusammen. Gepetzt wird nicht, vielmehr werden gemeinsame Pläne ausgeheckt, und alles wird drangesetzt, ihnen nachzugehen. Sie klettern heimlich aus dem Fenster, obwohl sie das nicht dürfen, und klopfen ein großes Loch in die Wand des Tobezimmers – es wäre doch interessant zu sehen, wohin man da kommt … Es gibt keine typischen Jungen- oder Mädchenspiele. Wenn das, was gespielt wird, begeistert, sind alle dabei. Louis und Manuel flitzen mit dem Puppenwagen umher und kümmern sich fürsorglich um eine Baby Born. Constanze, Katharina und Lea rennen um die Wette, spielen Fußball oder verkleiden sich an Fasching als Cowboy und Pirat.

Nur eine rosa Welt bleibt den Jungen schwer zugänglich, begeistert Lea dagegen um so mehr: Belleville.

Belleville, aus dem Sortiment von LEGO, wird zum geflügelten Wort. Stundenlang kann Lea sich gedankenverloren in ihrer Belleville-Pferdewelt vertiefen. Die Tiere aus Hartplastik bekommen Namen, werden gestriegelt, gesattelt und geritten. Sie werden auf die Koppel geführt und abends im Stall gefüttert. Es geht auf Turnier, und hin und wieder besuchen die Figuren der Belleville-Welt die Protagonisten des LEGO-Imperiums ihres Bruders. Beide Kinder sind hin und weg, wenn es ums Thema LEGO geht. Geburtstags- und Weihnachtsgeschenke werden geschüttelt, bevor das Geschenkpapier ungeduldig auseinandergerissen wird. Wenn es im Inneren des Kartons verdächtig klappert, steigt die Vorfreude ins Unermessliche. Unmengen von LEGO sammelt sich über die Jahre in den Kinderzimmern an und wird immer ein gut behüteter Schatz der Kindheit bleiben. Weder Lea noch Till werden sich gänzlich von den geliebten Steinen und den mit ihnen verbundenen Erinnerungen trennen können. Wenn es etwas gibt, im Keller und auf dem Speicher, dann ist es LEGO.

Zusammen mit ihren Freunden aus dem Kinderladen wird Lea eingeschult – in die Grundschule schräg gegenüber. Klasse 1a.

Zeugnis für Lea Niemeier – Klasse 1a

Lea ist eine fröhliche, unbekümmerte Schülerin. Durch ihre Bereitschaft und Fähigkeit zum sozialen Miteinander und durch ihr fröhliches, hilfsbereites Wesen hat sie zahlreiche positive Kontakte zu ihren Mitschülerinnen und Mitschülern – auch außerhalb der engeren Bezugsgruppe. Gegenüber den Wünschen und Bedürfnissen anderer verhält sie sich tolerant und kompromißbereit. Sie kann über einen längeren Zeitraum phantasievoll mit anderen spielen. Sie reagiert mitunter bei geringfügigen Anlässen (z.B. eine vergessene Hausarbeit bei sonst sehr pflichtbewußter Arbeit) außerordentlich gefühlsintensiv. Im Unterricht ist Lea kontinuierlich interessiert und aufmerksam, obwohl sie auch gern mit ihren Nachbarn redet. An Unterrichtsgesprächen beteiligt sie sich zuverlässig und überlegt. Sie ist immer leistungsbereit und leistungsfähig und zeigt eine gute Denk- und Merkfähigkeit. Sie arbeitet selbstständig und ziel-

strebig und läßt sich wenig in ihren Arbeitsvollzügen stören. Lea kennt alle Buchstaben und kann fremde Texte lesen. Sie kann einige Wörter fehlerlos aufschreiben und macht beim Abschreiben keine Fehler. Die Buchstaben schreibt sie sorgfältig und korrekt. In Mathematik rechnet sie sicher in dem erarbeiteten Zahlenraum. Sie erfasst logische Zusammenhänge und hat ein gutes Abstraktionsvermögen. Sie schreibt alle Ziffern richtig. Im Sportunterricht zeichnet sie sich durch große Bewegungsfreude und Fairness aus. Sie ist geschickt bei den Übungen. Auch in den musikalischen Fächern arbeitet sie gut mit. Sie malt und bastelt stets sorgfältig und phantasievoll. Musizieren auf den Orff'schen Instrumenten und Singen in der Gemeinschaft machen ihr viel Freude. Lea führt ihre Hefte und Hefter gewissenhaft und fertigt die Hausarbeiten regemäßig und fleißig an.

Die ersten Schuljahre vergehen unauffällig. Das Lernen macht Lea Spaß, sie hat viele Freunde in der Schulklasse und wird von jedem gemocht. Sie ist Klassensprecherin, wird von den Lehrern gelobt und geht gern zur Schule. An den Nachmittagen macht sie ihre Hausaufgaben und ist zum Spielen mit anderen Kindern verabredet.

Ihre Eltern beschließen, ein Wochenendhaus zu kaufen. Es wird gesucht, sich vieles angeschaut. Schließlich fällt die Wahl auf ein altes Häuschen in der Prignitz – mitten im Nirgendwo. Es ist ein feuchter Novembertag, als sie das erste Mal dort sind. Langsam über die unbefestigte Dorfstraße rumpeln und auf dem Dorfanger halten. Sie suchen die Nummer 9, aber eine Hausnummer sieht man an keinem der Häuser. In ihrem blau-türkisen Schneeanzug stapft sie von Gartentor zu Gartentor und sucht auf den Briefkästen nach einer Aufschrift.

Sie wird fündig – auf einem der Kästen ist eine kleine 10 gemalt. Also muss es das Nachbargrundstück sein. Jakobsdorf, Dorfstraße 9 – der Beginn unendlicher Sommer, verregneter Osterferien und vor allem des Reitens.

Beide Kinder gehen zur musikalischen Früherziehung in eine Musikschule, dann lernen sie ein Instrument. Lea möchte Klavier spielen, ihr Bruder Gitarre. Auch eine Sportart dürfen sie sich aussuchen. Till geht in den Hockeyverein. Dort war auch Lea zum Probetraining. Und beim Tennis, und beim Ballett, und beim Jazzdance ... Jedes Mal das Gleiche: »Wie hat es Dir gefallen, Lea?« – »Es war ganz nett. Aber ich möchte lieber reiten!« Himmelherrgott – dann geht es eben zum Reiten.

Zwei Dörfer weiter auf dem Hof der Familie Otto in Mertensdorf. Ein Pferdehof, Ponys, Pferde und der lang ersehnte Reitunterricht. Erst an der Longe. Dann am Führzügel. Und schließlich gondelt sie allein über den Platz. Die Stute heißt Wilma, sie ist groß. Ein schwarzbrauner Brandenburger, der in der Sonne seine Farben zu wechseln scheint.

Und dann ist da Joschy. Eine junge Schimmelstute, die auf dem Hof gezogen wurde. Lea sieht das Pony das erste Mal, als es angeritten wird. Es wird longiert – wiehert und wehrt sich, dass das gesamte Dorf zusammenkommt. Sie ist fasziniert, vom ersten Augenblick an begeistert. Dieses Pferd will sie reiten. *Mädchen, es ist viel zu wild für dich. Es ist zu jung, und du bist zu klein.* Es hilft nichts – sie fragt immer und immer wieder. Als ein neuer Reitlehrer auf den Hof kommt, sieht sie ihre Chance. »Lea, welches Pferd möchtest Du heute reiten?« – »JOSCHY!« Damit ist es beschlossene Sache.

Sie liebt es auf dem Reiterhof zu sein. Jede freie Minuten, ob am Wochenende oder in den Schulferien, verbringt sie in

Mertensdorf auf dem idyllischen Hof mit dem imposanten Haupthaus aus Backstein, der großen Scheune, in der die Pferde untergebracht sind, und dem feldsteinbepflasterten Innenhof. Lea reitet, putzt die Pferde und hilft im Stall. Mit jeweils zwei Pferden an jeder Hand marschiert sie quer durchs Dorf Richtung Koppel. Sie ist sieben Jahre alt, geht den großen Tieren kaum bis zur Schulter – aber Fitene, Miranda, Jukonda und der Wallach Charmeur sind artig, passen sich ihren kleinen Schritten an und warten geduldig vor dem Tor der Weide, bis Lea das Wirrwarr der Stricke in ihren Händen geordnet hat.

Auch bei der Heu- und Strohernte darf sie helfen. Zwar ist sie noch zu klein, um die schweren Quader anzuheben geschweige denn sie mit viel Schwung auf den Hänger des Traktors zu wuchten, aber sie darf den Traktor lenken. Auf dem Gaspedal liegt ein Ziegelstein, denn ihre Beine sind zu kurz, um es zu erreichen. Stolz sitzt sie auf dem Fahrersitz und achtet darauf, dass der Traktor gerade die gegenüberliegende Seite des Felds ansteuert. Muss er gewendet werden, springt einer der Männer auf den langsam fahrenden Traktor auf und nimmt die enge Kurve. Danach geht es erneut geradeaus, bis sich das Spiel wiederholt.

In diesen Sommern ist sie braungebrannt und strahlt bis über beide Ohren. Sie hasst es, wenn ihre Eltern in den Urlaub fahren und sie zwingen mitzukommen. Sie will ihren kulturellen Horizont nicht erweitern und will auch keine fremden Städte oder Länder bereisen. Sie will auf dem Reiterhof sein.

Als Lea zehn Jahre alt ist, heiraten ihre Eltern. Aus Liebe? Ja. Aber ist es romantisch? Dafür ist Ulli, ihr Vater, nicht der Typ. Gefühlsduseleien sind nicht sein Ding. Das, was er an

Liebe gibt, ist aufrichtig und von ganzem Herzen. Aber er kann seine Gefühle nur schwer in Worte fassen und kommunizieren. Ein Lächeln, das Auflegen einer Hand auf ihren Kopf oder ein »Gut gemacht, Biene« sind das Höchstmaß der Gefühle. Wirklich wortgewandt und enthusiastisch ist er nur beim Argumentieren, Diskutieren, Erklären und Erläutern.

Ab wann genau reichte seine stille Art der Liebesbekundung nicht mehr aus, um ihr Bestätigung zu geben? Der Bund zwischen Vater und Tochter ist stark. Aber nicht gegen jeden ihrer Zweifel erhaben. Kurz nach Leas Geburt äußerte eine Freundin der Familie einmal ihre Beobachtung, dass Ulli die Bedürfnisse des Babys sehr viel präziser wahrnehmen und deuten würde als die überbesorgte und oft voreilige Mutter. Vielleicht liegt es an ihren Charakteren, die sich so gleichen – Vater und Tochter verstehen sich wortlos. Schwierigkeiten entstehen erst, als Lea heranwächst – als die Kommunikation immer mehr von Worten beherrscht wird und sie deutlichere Signale der Anerkennung und der Wertschätzung gebraucht hätte.

Ihre Eltern heiraten aus Liebe und sind bis heute ein Paar. Aber weder trägt ihre Mutter ein weißes Kleid und ihr Vater einen Anzug, noch gibt es ein großes Fest, eine weiße Kutsche oder eine dreistöckige Hochzeitstorte. Leas Oma ist die Einzige, die jedes Jahr daran erinnert, dass doch Hochzeitstag sei. In erster Linie das Vorhaben, sich ein Motorrad zu kaufen, hat ihren Vater das Thema ansprechen lassen. Das Unfallrisiko ist hoch, und als alleinstehende Frau mit zwei unehelichen Kindern stünde ihre Mutter schlecht da. Es ist schön, dass jetzt alle vier den gleichen Namen tragen. Gericke. Lea gefällt der Name.

Nach der vierten Klasse der erste Schulwechsel. Drei der vier Grundschulfreunde wechseln aufs Gymnasium. Für Lea wird ebenfalls eine neue Schule gesucht. Sie äußert den Wunsch, auf ein Internat zu gehen, genauer gesagt auf das Reitinternat in Neustadt (Dosse). Dort stehen Reitstunden offiziell auf dem Stundenplan, es gibt Unterricht von qualifizierten Reitlehrern, und zudem darf zusätzlich in der Freizeit geritten werden. Zu den täglichen Aufgaben der Schüler gehört das Versorgen der Pferde, und ein Großteil des Tages spielt sich im Freien und im Stall ab. Das Reiten wäre nicht mehr beschränkt auf die Wochenenden und die Ferien. Wie wundervoll diese Vorstellung!

Lea würde so schrecklich gern richtig gut reiten können, möchte die Einheit zwischen Pferd und Reiter spüren dürfen, die sie bei guten Reitern ehrfürchtig bestaunt. Sie sieht die eleganten, dynamischen und raumgreifenden Bewegungen der Pferde und will genau das. Sie will diese Harmonie spüren, die ohne Sprache auskommt und vollkommende Perfektion ausstrahlt. Das ist es, was sie sich sehnlichst wünscht. Aber es ist ein geheimer Traum. Denn sie würde sich verletzlich machen, angreifbar. Was, wenn sie nie eine gute Reiterin wird? Was, wenn sie den reiterlichen Anforderungen des Internats nicht gerecht wird, wenn sie nicht gut genug reitet und alle anderen sie überflügeln? Ihre Eltern reiten nicht, in ihrer Familie hat niemand etwas mit Pferden zu tun. Anders als viele Mädchen aus Reiterfamilien hat sie kein eigenes Pferd und keinen namenhaften Reitlehrer. Am Wochenende gondelt sie mehr schlecht als recht über einen pfützenübersähten Reitplatz oder reitet querfeldein. Ihr Vater fährt keinen großen Geländewagen mit Hängerkupplung, und sie trägt keine

Lederstiefel, sondern noch immer ein einfaches Paar Gummireitstiefel. Ihre Reithose mit Ganzlederbesatz hat sie sich lange erbetteln müssen.

Vielleicht ist es besser, sich vor einer Enttäuschung zu schützen. Alles darf kaputtgehen, nur der Traum vom Reiten nicht. Zwei- oder dreimal spricht sie das Thema Internat vorsichtig an, aber ihre Eltern sind kategorisch dagegen.

Fortan geht sie auf eine evangelische Privatschule. Ob das nun so viel besser ist als die staatliche Grundschule in der Nachbarschaft? Klare Antwort: Nein.

Um es zu relativieren: An der Schule liegt es nicht. Lea steht am ersten Schultag nach den großen Ferien als Neue neben dem Pult der Klassenlehrerin, die mit ihr den Klassenraum betreten hat. Eine Traube Kinder umringt sie. Die vielen neuen Gesichter überfordern Lea, und sie kann die Namen, die ihr genannt werden, keinem Jungen oder Mädchen zuordnen. Ihre neuen Mitschüler umwerben sie – sie scheint die neuste Attraktion zu sein, die niemand verpassen will. Lea muss sich entscheiden, neben wem sie sitzen will, möchte aber niemanden verletzen. Sie fühlt sich in die Enge gedrängt und weiß nicht, wie sie sich verhalten soll. Sie ist unsicher und wünscht sich in ihre alte Klasse zurück.

Skepsis kommt auf, und sie nimmt Abstand, um sich zu schützen – um ihre Unsicherheit und ihre Verletzlichkeit zu verbergen. Sie versteckt sie hinter einer Fassade von Desinteresse und Überheblichkeit. Sie sitzt auf einem ziemlich hohen Ross und lässt keinen ihrer neuen Mitschüler an sich heran. Wenn sie ihre alten Freunde nicht mehr haben kann, dann will sie gar keine.

Die Sicherheit, die ihr ihre Freunde aus der Kinderladenzeit gegeben haben, fehlt. In ihrem Beisein hat Lea sich sicher und akzeptiert gefühlt. Sie konnte sich auf die Freundschaft und Loyalität der anderen verlassen, egal was auch war. Sie musste sich nicht behaupten und nicht verstellen – sie musste niemandem etwas beweisen oder eine Rolle spielen.

Auf der neuen Schule trägt man, wenn man dazugehören will, Markenkleidung, erbringt eher durchschnittliche schulische Leistungen und raucht heimlich auf dem Pausenhof. Nur die Streber strengen sich im Unterricht an und kommen in Sandalen mit Klettverschluss und in bunten T-Shirts zur Schule. Lea hat keinen Eastpak-Rucksack, trägt keine Schuhe von Buffalo und auch keine Markenpullover.

Dennoch – die neuen Klassenkameraden bemühen sich redlich um sie und versuchen, sie zu integrieren. Warum auch immer, trotz ihres Lederranzens verstoßen sie Lea nicht, sondern wollen ihr zeigen, wie man sich gibt, wie man sich kleidet und mit wem man die Pausen verbringt, wenn man cool sein möchte. Aber ohne Erfolg, Lea wehrt alle Kontaktversuche ab. Sie verspürt eine nagende Verunsicherung und ein beklemmendes Unbehagen, weil sie so offensichtlich nicht den Anforderungen entspricht. Ihre Zweifel überspielt sie mit einer abwehrenden Haltung und mit Gleichgültigkeit.

Doch so ganz gelingt es Lea trotzdem nicht, sich abzugrenzen. Sie wünscht sich einen neuen Schulrucksack – für den, den sie die Jahre zuvor getragen hat, schämt sie sich. Aber auch der Eastpak, den sie bekommt, und der Pullover mit dem großen FILA-Logo ändern nichts daran, dass sie Schwierigkeiten damit hat, sich in die Welt der anderen einzufinden: deren

Begeisterung fürs Lungern auf Parkbänken nachzuempfinden, sich dem Boykott des Schulunterrichts anzuschließen oder die schludrige Sprache der anderen zu adaptieren. Lea ist weiterhin lieber auf dem Pferdehof und beim Reiten, als shoppen zu gehen und sich mit den Jungs aus der sechsten Klasse zu treffen. Sie ist gern draußen auf dem Land und jeden Sonntagnachmittag traurig, dass das Wochenende vorbei ist.

Das Leben draußen in Jakobsdorf und bei den Pferden wird immer wichtiger, immer essentieller für Lea. Nur dort, so scheint es ihr, kann sie glücklich sein und empfindet ein Gefühl von Freiheit. Die Stadt engt sie ein, sie hat ihr nichts zu bieten – ist vielmehr zu laut, zu voll, zu unübersichtlich. Dieses Zuviel überfordert sie.

Der Kontakt zu den Freunden aus der Grundschulzeit ist innerhalb weniger Wochen abgebrochen. Jeder hat mit seinem neuen Leben und den Anforderungen der neuen Schule mehr als genug zu tun. Die Nachmittage, an denen Lea vor Kurzem noch immer verabredet war und ihre Freunde gesehen hat, sind plötzlich leer und furchtbar lang. Sie fühlt sich mehr und mehr missverstanden von ihrer Umwelt. Keiner kann und will nachvollziehen, warum sie lieber allein ist, als sich neue Freunde zu suchen. Sie dagegen weiß sich nicht zu erklären, ihr fehlen die Worte, das zu beschreiben, was sie fühlt. Oder würde es erst wahr und unumstößlich werden, wenn sie es ausspricht, dem ganzen einen Namen gibt? Die Verletzlichkeit ist weniger offensichtlich, wenn man sich nur mit sich selbst auseinandersetzt, als wenn man ständig versucht, Worte für etwas zu finden, was nicht greifbar scheint. Noch dazu gibt ihr ihr Alleingängertum zumindest einen gewissen Stellenwert.

Lea findet Gefallen an der Unnahbarkeit und Autonomie, die sie ausstrahlt.

Auch der Wechsel aufs Gymnasium, zwei Jahre später, ändert daran nichts. Sie braucht die anderen nicht – kommt allein und nur für sich am besten zurecht. Sie richtet sich ein in der Rolle des Außenseiters. Ist nie so unbeliebt, dass offen über sie gelästert wird, wird aber immer mit einer gewissen Skepsis betrachtet – es ist doch nicht normal, sich so zu isolieren.

Im Unterricht kommt Lea gut zurecht. Da sie sich an den Gesprächen der Banknachbarn nicht beteiligt, kann sie sich ganz auf die Inhalte konzentrieren. Nur die Pausen sind bitter – sie steht allein auf dem Hof. Die einzigen Gesprächspartner sind die Lehrer der Pausenaufsicht.

Lea lernt nicht, über ihre Gefühle zu sprechen. Schafft es nicht, sich anderen anzuvertrauen und sich ihnen zu öffnen. Weder Freunden, die sie nicht hat, noch ihren Eltern oder ihrem Bruder. Sie zieht sich in ihre Welt zurück, die mehr und mehr nur noch das Reiten ist. Aber auch dort, auf dem Reiterhof, ist sie den Pferden näher als anderen Menschen. Näher als den Mädchen aus dem Dorf, die nach und nach dem Ponyhof-Alter entwachsen und andere Interessen für sich entdecken.

Lea ist zwölf und kein Kind mehr. Sie ist nicht dick, keinesfalls. Fühlt sich aber trotzdem zunehmend unwohl in ihrer Haut. Sie ist kein Kind, aber auch noch keine Frau. Letzte Reste von Babyspeck und die Tatsache, dass einfach keine Brust wachsen will, verunsichern sie. Die Mode wird bestimmt von tiefgeschnittenen Hüfthosen und bauchfreien Tops. Pop-Idole wie Britney Spears lächeln mit strahlend weißen Zähnen und braungebranntem Teint von den Covern ihrer CDs. Sie haben es geschafft – so sieht Erfolg aus. Schrecklich gerne würde Lea auch knappe Hüfthosen tragen und bauchfreie T-Shirts. Selbstbewusst sein und selbstverliebt. Aber daran ist nicht zu denken – was hat sie schon vorzuweisen? Was hat sie geschafft und was macht sie schon besonders? Nichts. Sie fühlt sich dick. Sie fühlt sich zu dick, nicht hübsch genug und bedeutungslos. Sie hat nichts, was sie auszeichnet, nichts, worauf sie stolz sein könnte. Sie trägt nichtssagende, formlose Kleidung, um sich zu verstecken. Es macht es nicht besser, dass sie sich im Umgang mit Gleichaltrigen so schwer tut. Sie hat keine soziale Spiegelung, bekommt kein Feedback, keine Bestätigung. In ihrer Isolation macht sie all ihre Zweifel mit sich allein aus. Sie versucht, ihre Gefühle zu ignorieren, sie zu verdrängen.

Immerhin schreibt sie gute Noten – wenigstens etwas. Daran hält sie sich fest.

In den Sommerferien soll Lea einen Sprachkurs in England besuchen. Englisch ist ihr absolutes Hass-Fach. Auf der Privatschule, auf die sie nach der vierten Klasse gewechselt ist, hatten ihre Mitschüler bereits seit zwei Jahren Frühenglisch. Sie traute sich kaum, etwas zu sagen, weil sie sich dumm und unwissend vorkam. Ihre Lehrerin machte alles nur noch schlimmer, in dem sie Lea ständig vorn an die Tafel rief und sie vor der ganzen Klasse Vokabeln abfragte, die Lea nicht kannte. Sie hasst Englisch und schreibt entsprechend schlechte Noten.

Die theoretische Idee des Sprachkurses klingt vielversprechend, das Konzept ist schlüssig. Ein Sommercamp mit

Gleichaltrigen, das Spaß und Abenteuer bringt. Und gleichzeitig ein Englischintensivkurs. Sicher genial – wenn Lea sozial agieren könnte. Wenn sie Spaß und Freude am Miteinander mit anderen hätte. Und wenn sie nicht allem mit Abneigung gegenüber stünde, das mit der englischen Sprache zu tun hat. Auch Constanze aus der Kinderladenclique und ein Nachbarsmädchen, mit dem sie ab und an spielt und das im selben Alter ist, fahren mit. Sie reisen zu dritt nach England. Heißt auch hier: Eine ist immer außen vor. In diesen zwei Wochen gibt es Streit bis aufs Blut. Es wird gelästert, getriezt und geweint.

Sie schaffen es nicht, sich zu vertragen. Immer versucht eines der Mädchen, das dritte auszubooten. Dabei wechseln die Verbündeten, es scheint um den Streit des Streits wegen zu gehen. Zwölfjährige pubertierende Mädchen. Es herrscht eine angespannte, misstrauische und argwöhnische Stimmung. Es ist anstrengend, erniedrigend und belastend. An fröhliche Ausgelassenheit ist nicht zu denken.

Lea ist unendlich froh, als es endlich wieder nach Hause geht. Die Freundschaften zu den beiden Mädchen sind für sie gestorben. Lieber ist sie allein – so wird sie wenigstens nicht verletzt.

Was bleibt, ist das Reiten. Am Wochenende draußen in der Prignitz, auf dem Hof der Familie Otto. Und nun auch in der Stadt. Sie hat seit Kurzem eine Reitbeteiligung – darf auf einem Hannoveraner reiten, der ausgebildet ist bis zum Grand Prix. Dort in Stahnsdorf lernt sie Helmut kennen, ihren Reitlehrer – Schlag altdeutscher Reitmeister. Seine Stimme poltert über den Reitplatz, wenn ihr etwas nicht gelingt oder die Hilfengebung nicht korrekt ist. Sein Schweigen ist gleichbedeutend mit einem Lob. Hier lernt sie endlich zu reiten. Er schult ihren Sitz, für den sie fortan wieder und wieder gelobt wird.

In der Schule distanziert Lea sich immer weiter von ihren Mitschülern. Je wichtiger die Pferde und das Reiten werden, desto weniger Parallelen gibt es.

Eines Tages steht im brandenburgischen Mertensdorf ein fremdes Auto auf dem Hof der Ottos. Ein dunkler Kombi mit Hamburger Kennzeichen. Die Neue heißt Sara. Die Mädchen beäugen sich skeptisch, versuchen abzuschätzen, wer der bessere Reiter ist. Die Skepsis wird zur Feindseligkeit, als Sara auf Joschy reiten will. Doch schließlich findet die Neue mehr Gefallen an einer Fuchsstute. Das verändert die Situation und lässt das Eis brechen. Es ist der Beginn einer jahrelangen Freundschaft zwischen den beiden Mädchen.

Das Leben ist ein Ponyhof. Oder eher: Sie machen sich das Leben zum Ponyhof. Die Woche in der Stadt wird ausgehalten, um am Wochenende rausfahren zu dürfen. Sie reiten stundenlang aus, machen Quatsch auf und mit den Ponys, und es geht auf Turnier. Es sind unvergessliche und wundervolle Tage.

Lea ist vierzehn, Sara ein Jahr jünger als sie. Aber sie ist dennoch viel weiter. Sara hat der Männerwelt schon sehr viel mehr zu bieten. In knappem Top und engen Jeans verdreht sie den Jungs auf dem Hof den Kopf. Nichts von alledem nimmt Sara ernst – wer von Interesse für ein Hamburger Großstadtmädchen läuft auf einem Pferdehof in Brandenburg schon herum? Aber dennoch kommt es zu Aufsehen. Vor allem die Avancen des gut zwanzig Jahre älteren Stephan werden zum

Streitpunkt. Verständlich. Mehr als verständlich. *Schau sie nicht so an, rede nicht so mit ihr, und lass gefälligst deine Finger bei dir. Ist dir klar, dass du hier alles kaputt zu machen drohst?* Lea versteht nicht so richtig, was zwischen Stephan und Sara läuft. Will es nicht wissen, will es nicht sehen, will sich nicht damit auseinandersetzen. Lea will reiten, mit Sara Spaß haben und die Zeit vergessen – sie will, dass alles so bleibt, wie es ist. Der Hof und die Pferde – das ist ihre heile Welt. Das Reiten ist ihr Zufluchtsort geworden, das Letzte, was ihr geblieben ist. Und sie hat Angst, es zu verlieren.

Doch den Ottos, den Betreibern des Hofes, geht das Geld aus. Die Ponys müssen weg. Spät abends klingelt das Telefon – nicht nur in Berlin, auch in Hamburg. Lea hebt ab, aber Frau Otto möchte mit ihren Eltern sprechen. Die Sache sei ganz einfach: »Sie können Joschy kaufen. Wenn nicht, geht das Pferd zum Abdecker.« Der Preis für das Pony ist gering, kaum mehr, als der Schlachter zahlen würde. Am Wochenende darauf fährt sie mit ihrem Vater raus, um den Kaufvertrag zu unterzeichnen. Sie bekommt den Equidenpass ausgehändigt und hat ein eigenes Pferd. Joschy gehört nun ihr. Ganz offiziell und auf dem Papier gehört Joschy ihrem Vater, denn er hat den Kaufvertrag unterzeichnet. Was für eine Ironie – kann er sich für Tiere doch so gar nicht begeistern. Und dennoch, er wird zwölf Jahre die Pensionsbox, den Hufschmied und den Tierarzt bezahlen. In diesen zwölf Jahren wird er, wenn es hochkommt, vielleicht fünf Mal mit in den Stall fahren. Dabei die Hände nie aus den Jackentaschen nehmen. »Du kannst sie ruhig streicheln, sie ist ganz friedlich.« Seine Entgegnung: »Danke, muss nicht sein.«

Ein neues Schuljahr bricht an. Lea kommt in die zehnte Klasse. Sie betritt den Klassenraum, und es gilt sich einen Platz zu suchen. Die üblichen Grüppchen haben sich schon gebildet. Ganz hinten? Nein, besser nicht. Da sitzen die Idioten, die sich nur für Comics und Computerspiele interessieren. Am Fenster? Auch nicht, da sitzt Marc mit seiner Truppe. Marc pöbelt, provoziert und lacht gerne auf Kosten anderer. Die Mittelreihe auch nicht – da sitzt der Klassenstreber. Er ist unbeliebt, wird gemobbt und stinkt noch dazu. Bleibt die Tischreihe an der Wand. Eigentlich ganz gut. »Darf ich mich zu euch setzen?«, fragt sie die drei Mädchen, die dabei sind, sich an ihren Plätzen für das neue Schuljahr einzurichten. Ein kurzes Schweigen und dann ein knappes: »Nein!«

Zuvor herrschte Skepsis Lea gegenüber, aber sie wurde geduldet. Sie wurde irgendwie doch immer mit einbezogen. Nun also auch das nicht mehr. Sie muss alleine sitzen. Nicht, weil sie es so will, sondern weil sie nicht gewollt wird. Ihr ganzer Körper ist taub – sie spürt kaum etwas, hört nur ein lautes Rauschen im Ohr. Sie sitzt allein auf einem der hinteren Plätze, ihr ist unheimlich heiß, die Haut prickelt. Die Stunden des ersten Schultages ziehen sich qualvoll in die Länge. Wie in einem Film läuft an ihr vorbei, was im Unterricht besprochen wird. Nach Schulschluss packt sie langsam all ihre Sachen ein und verlässt den inzwischen leeren Klassenraum. Wie in Trance läuft sie die Straßen entlang und nach Hause, setzt einen Fuß vor den nächsten und steht schließlich in der Grolmanstraße vor der großen, schweren Eingangstür. Sie bricht in Tränen aus und kann zunächst kaum deutlich sprechen, als ihre Mutter sie fragt, was denn geschehen sei; Gerda lässt nicht nach, bis sie alles erfahren hat, was an diesem ersten Schultag passiert ist, und handelt, ohne lange zu zögern. Ob Lea sich vorstellen könne, die Schule zu wechseln? Mit ein wenig Nachdruck ließe sich ganz bestimmt, auch kurz nach Beginn des neuen Schuljahres, ein Platz auf einer anderen Schule finden.

Lea wird sich nicht von ihrer Klasse verabschieden und die Sophie-Charlotte-Oberschule nie wieder betreten.

KAPITEL 2

BRANDNARBEN

Lea wechselt die Schule. Die Walther-Rathenau-Oberschule in Berlin-Grunewald hat einen guten Ruf. Wider ihrer Gewohnheit strengt sie sich sehr an, sozial zu agieren. Zumindest den Anschein zu wahren. Aber das aufrichtige Interesse an anderen scheint wie verlernt. Sie kann Unterhaltungen nichts abgewinnen, liefert keinen eigenen Input. Sie fühlt sich orientierungslos und außen vor – läuft nur hinterher.

Dafür blüht sie im Unterricht auf. Die neue Schule bietet engagierte Lehrer, und die Themen, die behandelt werden, fesseln sie. Latein wird zu einer ihrer neuen Leidenschaften. Latein ist logisch, berechenbar – Latein ist einfach, wenn man die Vokabeln und die Grammatik lernt. Und lernen, das kann Lea. Die Nachmittage ohne soziale Kontakte und Verabredungen sind lang. Sind die Hausarbeiten gemacht und ist sie nicht beim Reiten, gibt es nichts weiter zu tun, als für die Schule zu lernen.

In den Herbstferien steht ein Reitabzeichen-Lehrgang an. Zusammen mit Sara, auf einem Gestüt in der Region. Die Pferde werden herausgeputzt und verladen. Auf dem fremden Hof angekommen, bekommt jedes der Ponys eine Box zugewiesen, die beiden Mädchen beziehen ein Zimmer im Haupthaus.

Diese Woche, diese fünf Tage, sollen Leas Leben nachhaltig prägen. Sie sind der Anstoß, sie bringen die Dinge ins Rollen. Dick ist Lea nicht – objektiv gesehen. Trotzdem fühlt sie sich nicht wohl in ihrem Körper, wünscht sich einen anderen.

Weder ist sie ausgesprochen dünn und würde somit hervorstechen, noch hat sie eine große Oberweite oder einen Hintern, den sie in Szene setzten könnte. Sie ist eben irgendetwas Undefinierbares dazwischen. Etwas, das sich noch nicht gefunden hat – trotz ihrer 16 Jahre. Sie schämt sich. Vor allem neben und im Vergleich mit Sara kommt sie schlecht weg. Sie kann mit Sara nicht mithalten, sie ist das hässliche Entlein – zumindest empfindet sie es so.

Aber wenigstens gewinnt sie reiterlich an Vorsprung – dem Unterricht in der Stadt sei Dank. Dazu der qualitative Quantensprung, seit Joschy nur noch unter ihr geht. Ein deutlicher Unterschied zu den Zeiten als Schulpferd.

Die Lehrgangstage sind intensiv. Vormittags Dressurunterricht, nach der Mittagspause Springstunde. Am Nachmittag Theorie. Dazu das Versorgen der Pferde und der Stalldienst. Für die Lehrgangsteilnehmer gibt es Frühstück, Mittag und Abendbrot. Die Mahlzeiten werden gemeinsam in der Wohnküche des Haupthauses eingenommen. Das Essen ist ungenießbar, es schmeckt fad und ist meistens verkocht. Es gibt viel Fleisch, Wurst und tierisches Fett. Lea dagegen ernährt sich vegetarisch, seitdem sie einmal eine Dokumentation über Massentierhaltung im Fernsehen gesehen hat. Die Auswahl an Fleischlosem ist gering. Außerdem gibt es zu wenig für alle Anwesenden. Weil wenig da ist, was sie essen kann und will, und um nicht gierig und unhöflich zu wirken, isst sie weniger als gewohnt.

Jahrelang glaubte sie, dass sie unfähig wäre, ein wenig abzunehmen. Traute es sich nicht zu. Schämte sich schon, den Gedanken an eine Diät auch nur auszusprechen – würde das doch ihren Schwachpunkt offenbaren.

Nun aber, scheinbar ganz ohne Zutun und wie nebenbei, sieht sie einen deutlichen Unterschied beim Blick in den Spiegel. Die körperliche Aktivität, die Reitstunden und der Stalldienst, dazu die karge Kost – sie kann dabei zusehen, wie ihr Körper sich verändert.

Dieser Moment und dieses Gefühl, als ihr klar wird, dass sie selbst es in der Hand hat zu entscheiden, wie ihr Körper aussieht. Dass sie ihn formen kann, ganz wie es ihr gefällt. Lea ist voller Euphorie, empfindet Triumph. Der latente Hunger, den sie die ganze Woche über verspürt, wird zu einer Leichtigkeit, die im ganzen Körper zu spüren ist. Ein bizarres und faszinierendes Gefühl – fast so, als würde sie einige Zentimeter über dem Boden schweben.

Sie kann es, sie kann abnehmen. Auch sie kann schön sein. Dünn = schön.

Dieser Glaubenssatz soll sich über die Jahre fest in Leas Gehirn einbrennen. Dieser Glaubenssatz wird sie verfolgen. Er wird ihr viele kostbare Jahre rauben – ihre Jugend. Und ihre Gesundheit. Die physische wie die psychische.

Weiter abzunehmen ist weniger ein fester Entschluss, als eher begründet in diesem Hochgefühl, das sie überflutet, als sie sich dort im staubigen Spiegel einer alten Kleiderschrankwand mustert. Die Erfahrung und die Erkenntnis, dass sie ihren Körper verändern kann, sind prägend. So leicht ist es also, sich stark, unantastbar und gegen jeden Zweifel erhaben zu fühlen. Alle Unsicherheiten abzusteifen und sich selbst zu lieben.

Zurück zu Hause wird sie immer wählerischer, was das Essen betrifft. Sie lässt sukzessive immer mehr Lebensmittel weg beziehungsweise schränkt sich in der Menge ein.

Schokolade und Naschereien fallen zuerst weg. Das erste Mal, dass die Eltern hellhörig werden. Ging doch früher nichts über Schokolade. Und Pfefferminz. Noch besser: Pfefferminz-schokolade. Aber auch die wird nicht mehr angerührt. Die ersten Fragen und kritischen Stimmen werden laut – aber sie sind schnell beruhigt. Sie habe eben grad keinen Appetit auf Süßes. Stattdessen greift Lea immer häufiger zu Obst und Gemüse. Und erhält Lob und Anerkennung für ihren gesunden Lebensstil. Ihr Körper verändert sich zunächst sehr positiv. Sie wirkt nicht dürr, lediglich langbeiniger – sie bekommt Komplimente für ihre Figur. Vor allem in Reithosen und Stiefeln sowie auf dem Pferd machen sich die langen Beine gut.

Am einfachsten, wenig zu essen und Mahlzeiten auszulassen, ist es am Wochenende. Obwohl es mitten im Winter und furchtbar kalt ist, fährt sie so oft es geht raus zu Joschy. Mit dem Zug, mit einer Mitfahrgelegenheit – Hauptsache, weg aus der Stadt, die ihr nichts zu bieten hat, weg von zu Hause. Draußen auf dem Hof der Ottos kommen alle die, die ein Pony oder ein Pferd übernommen haben, am Wochenende zusammen. Alles Städter – ob nun aus Berlin oder Hamburg. Eine feste Gruppe, ohne festes Gefüge – und vor allem ohne feste Essenszeiten. Bis auffällt, dass Lea noch nicht wirklich etwas gegessen hat, ist der Tag schon halb vorbei.

Schwieriger ist es, zu Hause zu erklären, warum sie so gut wie kein Essen mitnimmt beziehungsweise so gut wie alles wieder mitbringt, wenn sie am Wochenende rausfährt. Das Essen, das sie zum Schein mitnimmt, muss verschwinden, damit sie keine Aufmerksamkeit erregt und keinen Ärger bekommt. Das Essen landet im Müll, im Schweinetrog oder auf dem Mist. Keinen interessiert es, keiner bekommt es mit. Zumindest draußen nicht.

Zu Hause wird die Situation jedoch immer schwieriger. Lea fängt an, selbst zu kochen. Das, was ihre Mutter mittags auf den Tisch stellt, ist ihr nicht geheuer. Sie weiß nicht, welche Zutaten ihre Mutter verwendet. Die Mahlzeiten sind zu kalorienreich, zu fettig. Es gibt kalorienärmere Alternativen, die sie sich selbst zubereitet. Sie braucht die Kontrolle darüber, was sie zu sich nimmt. Anfangs erfährt Lea noch Achtung und Anerkennung für ihre vermeintlich so gesunde Lebensweise. Für ihre Leistung, auch die körperliche. Sie wird immer aktiver, ist immer in Bewegung. Zur Schule fährt sie nur noch mit dem Fahrrad. Hat sie eine Freistunde, fährt sie nach Hause – eigentlich nur, um gleich wieder aufzubrechen. Für mehr bleibt in den 45 Minuten keine Zeit. Aber so fährt sie einige zusätzliche Kilometer und verbrennt zusätzliche Kalorien.

Im Haushalt ihrer Eltern gibt es keine Personenwaage. Es interessiert niemanden, wie viel er oder sie wiegt, keiner in der Familie hat Gewichtsprobleme. Die Kinder wurden stets beim Kinderarzt gewogen, für mehr bestand kein Bedarf. Lea geht zu Karstadt in die Abteilung für Badausstattung und streift zwischen den Regalen umher, bis sie die Auswahl der Körperwaagen findet. Fragen möchte sie nicht, und als eine Verkäuferin sich ihr nähert, um sich zu erkundigen, ob sie behilflich sein könne, verneint Lea. Es gibt die verschiedensten Modelle mit diversen Funktionen, die ihr allesamt wenig sagen. Sie entscheidet sich für eine graue Waage mit einer schwarzen Einfassung, die eine integrierte Funktion zur Bestimmung des Muskel-, Wasser- und Körperfettanteils hat. An der Kasse täuscht sie Eile vor, um ein Gespräch mit dem Kassierer zu vermeiden, und verstaut ihren Einkauf hastig in dem großen Rucksack, den sie mitgebracht hat. Zu Hause huscht sie an ihrer Mutter vorbei und versteckt die Waage in ihrem Zimmer unter dem Bett.

Erst wiegt sie sich einmal die Woche, notiert das Ergebnis anschließend sorgfältig in einem Gewichtsprotokoll. Nicht lange, und es gibt zwei Wiegetage pro Woche und nach kurzer Zeit einen dritten. Die Abstände werden immer kürzer, bis das morgendliche Wiegen ein festes Ritual geworden ist. Dabei muss die Waage immer auf demselben Platz stehen, genau ausgerichtet und justiert sein. Es gibt ein ganz bestimmtes T-Shirt, das sie beim Wiegen trägt und das sie nur dann in die Wäsche gibt, wenn die Waschmaschine gerade angeworfen wird. Damit es bis zum nächsten Morgen trocknen kann – ein nasses T-Shirt wiegt mehr als ein trockenes.

Nachmittags versucht Lea, so lange wie möglich in der Schule zu bleiben. Sie erzählt von achten, neunten und zehnten Stunden, die es in Wirklichkeit nicht gibt. Nur um das Mittagessen ausfallen zu lassen. Die Nachmittage allein im Klassenzimmer sind lang und zäh. Eine Kleinigkeit zum Frühstück – seitdem gab es nichts weiter. Das Hungergefühl lässt sie sich ganz leicht fühlen und löst dieses schwebende Gefühl aus. Aber es kann auch eine Qual sein. Ihr ist oft schwindelig und schlecht vor Hunger.

Um sich abzulenken und um die Zeit zu überbrücken, lernt Lea für die Schule. Vor allem Mathematik und Latein. Wieder und wieder rechnet sie sämtliche Übungsaufgaben im Mathebuch durch und wiederholt die Deklinationen der Vokabeln. Sie wird zur Einser-Schülerin. Vor allem die lobenden Worte der Geschichtslehrerin bedeuten Lea viel, Geschichte ist ihr Lieblingsfach. Und dass sie in der Lateinklasse die Beste ist. Auch ihr Bruder hat Lateinunterricht, und natürlich hatte ihr Vater Latein in der Schule – wohl auf jedem Gymnasium in Bayern noch heute Pflicht. Aber die erhoffte Anerkennung und ein Lob von ihm bleiben aus. Ihre guten Noten finden nur Beachtung im Vergleich zu den katastrophal schlechten schulischen Leistungen ihres Bruders.

Till bleibt sitzen, muss die Klasse wiederholen. Lea rutscht in eine Essstörung ab. Ihre guten Schulnoten scheinen genau so wenig zu zählen wie seine guten sportlichen Leistungen im Hockey und seine überaus soziale Ader, sein Engagement im zwischenmenschlichen Miteinander. Sie bekommt zu hören: »Iss doch einfach ein bisschen mehr. Wo ist denn da das Problem?« Zu ihm heißt es: »Streng dich doch einfach ein bisschen mehr an. Du bist doch nicht dumm, einfach nur faul.« Alles ganz einfach – so leicht lässt sich die Welt erklären. Wer zu dünn ist, isst halt mehr. Und wer schlechte Noten schreibt, der lernt halt mehr. Punkt. Schon hätten wir alle keine Sorgen mehr.

Hätten … Je lauter die Eltern werden, je ratloser und verzweifelter, desto weniger isst sie und desto mehr lässt ihr Bruder die Zügel schleifen. Er trifft lieber Freunde, zockt und spielt Fußball. Sie versucht besessen, perfekt zu sein, perfekt zu werden.

Leas Eltern fällt es schwer zu verstehen, warum sie das Essen verweigert, und sie können nicht nachvollziehen, warum ihr Sohn die Schule so vernachlässigt. Beiden Kindern wurden alle Voraussetzungen für ein gesundes, glückliches und erfolgreiches Leben in die Wiege gelegt. Beide waren aufgeweckte und pfiffige Kleinkinder, die behütet aufwuchsen, gefördert und geliebt wurden. Die Eltern verstehen nicht, warum Till so wenig Wert auf gute Schulnoten legt – sie sind ratlos, da es mitnichten an mangelnder Intelligenz liegt, sondern schlichtweg an seiner Faulheit. Und auch, dass Lea immer weniger isst und dabei immer seltsamere Verhaltensweisen an den Tag legt, wissen sie nicht einzuordnen. Ist es nur ein Phase? Warum macht sie das? Und was könnte man tun, damit sie damit aufhört und wieder zur Besinnung kommt? Das Wissen darum, dass Lea eine starke Persönlichkeit hat, macht es ihnen leicht, daran zu glauben und zu hoffen, dass sie ihre Essstörung bekämpfen und besiegen kann.

Auf dem Abschlusszeugnis der zehnten Klasse endlich der lang ersehnte Einser-Schnitt. Auch die Platzierungen auf Turnier werden immer häufiger. Joschy und Lea werden mehr denn je zu einem unschlagbaren Team.

Auf einem der nächsten Turniere ist ihr Vater dabei. Sie ist hochkonzentriert, besessen davon, einen erstklassigen Ritt abzuliefern, Leistung zu zeigen. Eine 8,7 – das ist und bleibt der beste Ritt in dieser Prüfung. Für Sara und Fuchsi läuft es nicht so gut. Sie werden mit 6,7 Punkten bewertet. Das sind die schwierigen Momente, die unangenehmen. Wenn es heißt, sich der anderen gegenüber zu verhalten. Natürlich – beide wollen sie besser sein als die jeweils andere. Sie wechseln sich regelmäßig ab bei den Platzierungen. Aber sich aufrichtig und uneingeschränkt über die eigene Leistung zu freuen, ist trotzdem irgendwie nicht so leicht … Nichtsdestotrotz: Lea strahlt vor Stolz, als sie nach der Siegerehrung das Dressurviereck verlässt und auf den Abreitplatz reitet. Doch statt wie die anderen überschwänglich zu gratulieren, fragt ihr Vater sie, in der für ihn so typischen, wissbegierigen Art: »Warum hat Sara jetzt eine so viel schlechtere Bewertung? Zwei volle Punkte, ist das gerechtfertigt?« *Bitte was, ist das sein Ernst?* Die Enttäuschung übermannt sie, Tränen steigen ihr in die Augen. Sie weiß nicht, was sie entgegnen soll, ein dicker Kloß hat sich in ihrem Hals gebildet. Sie wendet sich ab, als hätte sie seine Frage nicht gehört, und lenkt ihr Pony Richtung Hänger.

Sie ist Klassenbeste. Im Sattel macht sie große Fortschritte. Und sie ist endlich dünn! Alles das, was sie sich immer gewünscht hat. Wofür sie so hart arbeitet.

Sie wird angetrieben vom Streben danach, perfekt zu sein. Perfekt und damit über jeden Zweifel erhaben. Perfekt, um die selbstkritischen Gedanken zum Schweigen zu bringen. In der Schule eine Einserschülerin, im Dressurviereck die Beste und noch dazu von allen die Dünnste. Dann endlich müssen doch alle, auch ihr Vater, ihren Leistungen Beachtung schenken, ein Lob aussprechen. Wenn sie in der Schule nur

Einsen schreibt, wenn sie als Siegerin den Platz verlässt, wenn sie schöner ist als all ihre Freundinnen, dann muss doch auch ihr Vater endlich sehen, wie toll sie ist.

Das Lob ihrer Mutter zählt nicht, Lea hört es kaum.

Auch in den Sommerferien verbringt sie jede freie Minute auf dem Hof in Mertensdorf. Bei Joschy und zusammen mit den anderen aus der Gruppe. Sie reiten, sie fahren zum See und genießen sechs herrliche, schulfreie Wochen.

Es ist ein schwüler, heißer Tag. Erst gegen Nachmittag kühlt es ein wenig ab, Gewitterwolken kommen auf. Die anderen haben sich ins Haupthaus nach oben zurückgezogen. Sie spielen Karten oder schauen Fernsehen. Lea dagegen ist unruhig, streift über den Hof. Ist zuerst im kleinen Stall – läuft durch die Stallgasse, dann über den Hof und steht im großen Stall. Sie geht die Boxen ab. Die Pferde fressen Heu, schauen nur vereinzelt kurz auf.

Sie steht im Stalltor, blickt über den Hof, als ihr Handy klingelt. Sie wechselt drei oder vier Sätze mit ihrer Mutter, danach bricht die Verbindung ab. Langsam setzt sie sich in Bewegung, überquert gerade den Hof in Richtung Haupthaus, als sie ihr alle laut rufend entgegengelaufen kommen. Das Dach des großen Stalls hinter ihr steht in Flammen, der Blitz hat eingeschlagen.

Innerhalb von Minuten brennt das Stroh auf dem Heuboden lichterloh. Was jetzt und in den nächsten Stunden geschieht, läuft wie in einem Film an ihr vorbei. Sie ist da, selbstverständlich – aber irgendwie auch nicht. Sie denkt nichts, fühlt nichts – es passiert einfach. Erst am Abend und in den nächsten Tagen begreift sie, was geschehen ist. Die Feuersirene tönt durchs Dorf, wie aus dem Nichts stehen die jungen Männer der Freiwilligen Feuerwehr auf dem Hof. Einen Wasserwagen haben sie nicht, dafür ist das Dorf zu klein und sind die Mittel zu gering. Aber sie übernehmen das Kommando – und vor allem helfen sie, die Pferde aus den Boxen zu holen und in Sicherheit zu bringen. Auch andere Nachbarn stehen auf dem Hof. Viele gucken nur, aber die meisten packen mit an.

Leas Paradies ist in Flammen aufgegangen. Es ist schwer zu verstehen und noch schwerer zu begreifen. Vor allem, da es keinen richtigen Abschied gibt. Die Pferde müssen irgendwo stehen, denn die Wiesen rund ums Dorf sind keine Dauerlösung. Den Stall gibt es nicht mehr, er ist abgebrannt. Notdürftig verteilen sich die Pferde auf fremde Ställe in fremden Dörfern. Und schon ist das, was es einmal gab, für immer weg. Kein Hof mehr und keine Hofgemeinschaft. Keine Übernachtungen auf dem Heuboden und kein Späße und Frotzeleien untereinander. Keine Ausritte in der vertrauten Umgebung und keine gemeinsamen Reitstunden auf dem Sandplatz, auf dem sich immer an den gleichen Stellen tiefe Pfützen bilden. Ihr Leben auf dem Ponyhof gibt es nicht mehr.

Der neue Stall ist kein Vergleich. Sie fühlt sich fremd dort und unwohl. Sie stellt Joschy in den kommenden Jahren noch häufig um – aber auf keinem der Höfe wird sie sich je zu Hause fühlen, nie wirklich ankommen. Sie wird immer auf dem Sprung sein und auf der Suche. Auf der Suche nach etwas, was vergleichbar ist. Auf der Suche nach einem Hof, der so ist wie der Hof der Ottos in Mertensdorf. Ein Hof, auf dem sie das findet, was sie so sehr vermisst.

Die Sommerferien sind vorbei, ein neues Schuljahr beginnt. Auch dieses Jahr ist Frau Gläser ihre Klassenlehrerin, ansonsten gibt es viele Lehrerwechsel. Herr Ceschi unterrichtet Mathematik. Er ist jung, gutaussehend und witzig. Außerdem macht der Unterricht bei ihm Spaß. Alle Mädchen himmeln ihn an. Kurz vor Unterrichtsbeginn, nach einer großen Pause, steht Lea mit ihren Mitschülern vor dem verschlossenen Klassenraum. Der Gang ist voll, es ist eng und unheimlich laut. Herr Ceschi bahnt sich durch die Menge, bleibt dicht vor Lea stehen. Er zieht sein Schlüsselbund aus der Tasche – aber statt die Tür aufzuschließen, schaut er ihr direkt ins Gesicht und sagt: »Lea, du bist ja ziemlich dünn geworden. Was ist denn nur los?« Ihr wird heiß vor Scham. Wie eine Welle läuft die Hitze durch ihren Körper, das Blut schießt ihr in die Wangen. Der komplette Flur ist verstummt, die Blicke sind auf sie gerichtet. Herr Ceschi scheint von alldem nichts mitzubekommen. Er schließt die Tür auf und verschwindet im Klassenraum. »Mies gedisst!«, ruft eine Jungenstimme von weiter hinten. »Hässlich!«, eine zweite. Die Jungen lachen, sie lachen sie aus. Lea stehen die Tränen in den Augen, sie senkt beschämt den Blick und folgt den anderen ins Klassenzimmer.

Zu vielen der neuen Lehrer und zum Unterricht findet sie keinen Zugang. Sie ist immer mehr mit sich und den eigenen Gedanken beschäftigt, die sie in Beschlag nehmen.

Wie wirkt sie nach außen?

Wie wirkt das, was sie sagt?

Warum fällt es ihr so schwer, das auszudrücken, was sie fühlt – macht sie etwas falsch in der Kommunikation?

Warum fühlt sie so, wie sie fühlt, und warum handelt sie so, wie sie handelt?

Sind ihre Gefühle richtig? Ihre Gedanken, ihre Taten? Warum ist sie so anders als alle anderen? Ist es ihr Fehler, dass sie nicht verstanden, mit ihren Bedürfnissen nicht gesehen wird?

Im Unterricht zieht Lea sich immer weiter zurück, wird passiv und macht nur noch das Nötigste. Auch von ihren Mitschülern distanziert sie sich immer mehr. Nur nicht auffallen, keine Aufmerksamkeit erregen, nicht angesprochen werden. Es geht ja doch immer nur um ihr Gewicht. Sie ist misstrauisch geworden. Egal, wer etwas zu ihr sagt und was er oder sie sagt: Lea hört aus allem einen persönlichen Angriff heraus, fühlt sich kritisiert und verletzt. Immer häufiger fehlt sie im Unterricht. Statt im Klassenzimmer zu sitzen, fährt sie mit dem Fahrrad durch die Straßen oder streift um die Häuser. 45 Minuten sitzen, sich nicht bewegen – das ist schwer zu ertragen. Auf dem Rad oder zu Fuß verbrennt man erheblich mehr Kalorien. Von den Lehrern auf ihr Fehlen angesprochen, weicht sie aus und duckt sich weg.

Eine Klassenfahrt ist geplant. Eigentlich möchte Lea nicht mit. Sie fühlt sich nicht wohl in der Gesellschaft der anderen. In jeder Gesellschaft fühlt sie sich unwohl – am liebsten ist sie allein. Aber sie weiß nicht, wie sie den Eltern gegenüber begründen sollte, dass sie lieber zu Hause bleiben würde. Außerdem müsste sie dann wohl eine Woche die Parallelklasse besuchen – undenkbar. Oder den Schulunterricht ausfallen lassen – auch das ist keine Option. Sie müsste häufiger und mehr essen, da sie nicht die Hälfte des Tages außer Haus, sprich in der Schule wäre. Also geht es mit auf Klassenfahrt.

Sie reisen nach Südtirol, in eine Jugendherberge. Auf dem täglichen Programm stehen Ausflüge in die Umgebung – Wanderungen durch die Berge, ein Bummel durch die nächstgelegene Kreisstadt und der Besuch einer Sommerrodelbahn und eines Hochseil-Klettergartens. Sie hält sich abseits, läuft zunächst immer ein Stück hinter der Gruppe. Aber damit zieht sie die Aufmerksamkeit der Lehrer auf sich. Frau Gläser als Klassenlehrerin ist mit dabei sowie Herr Ceschi als Begleitperson. Er lässt sich ebenfalls zurückfallen, geht am Ende der Gruppe und versucht, Lea in Gespräche zu verwickeln. Wie es ihr gehe, ob sie Sorgen habe und ob sie jemanden zum Reden brauche? *Bitte was? Was soll das?* Sie murmelt ein »Mir geht's gut«, beschleunigt ihre Schritte und schließt sich den Mädchen an, mit denen sie sich ein Zimmer teilt. Den Rest der Woche versucht sie angestrengt, integriert zu wirken, an den Gesprächen der anderen teilzunehmen und einen möglichst fröhlichen und ausgelassenen Eindruck zu machen. In der Hoffnung, Herrn Ceschi beruhigen und ihn von seinem Vorhaben, ihr helfen zu wollen, abbringen zu können. Sie meidet seine direkte Gegenwart, um nicht mit ihm sprechen zu müssen. Seine Fragen nicht beantworten zu müssen, nicht seinen Blicken und seiner Aufmerksamkeit ausgesetzt zu sein.

Während die anderen sich mittags mit Brötchen vom Bäcker oder Abgepacktem aus dem Supermarkt eindecken, nagt Lea an ein paar Karotten oder einem Apfel. Möglichst kleine Bissen – damit sie nicht eher fertig ist als ihre Klassenkameraden. Damit alle sehen, dass sie am Essen ist. Frühstück und Abendbrot gibt es in der Unterkunft. Frühs versucht sie, besagte Äpfel mit in den Speisesaal zu schmuggeln. Möglichst lange an ihnen herumzuschneiden und sie zu zerkleinern, um Zeit zu schinden. Am Abend steht die Herbergsmutter in der Küche und kocht. Es gibt Warmes. Auch der Einwand, sie sei Vegetarierin, bewahrt Lea nicht vor der Situation. Sie ließen das Fleisch bei ihrer Portion einfach weg, heißt es.

Sie weiß nicht wie, aber am letzten Abend findet sie sich am Tisch auf dem Stuhl neben Leander wieder. Leander sieht gut aus, er ist selbstbewusst, schreibt unheimlich gute Noten. Leander weiß schon ganz genau, dass er einmal Medizin studieren wird. Genau wie sein Vater und sein großer Bruder auch. Er weiß schon jetzt, auf welche Uni er gehen wird und welchen NC er dafür braucht. Dass er diesen NC auch schaffen wird, daran zweifelt Leander keine Sekunde. Ihr gegenüber sitzt Frau Gläser. Das Essen wird aufgetischt – es gibt Kartoffelgratin, dazu Bratwurst. Für Lea statt der Wurst zwei Spiegeleier.

Panik steigt in ihr auf. Sie fühlt sich wie gefangen hier auf dem Stuhl, eingeklemmt zwischen den anderen – ihren Blicken ausgeliefert. Sie will weg, sie will das nicht essen müssen! Aber sie weiß, dass sie nicht einfach aufstehen kann. Wie sollte sie das erklären? Neben ihr breitet Leander seine Serviette auf dem Schoß aus, greift zu Messer und Gabel, wendet sich ihr zu und sagt:»Guten Appetit, lass es dir schmecken.« Am liebsten würde sie anfangen zu weinen, so verzweifelt ist sie. Auch sie nimmt das Besteck auf – unendlich langsam. Schiebt die Kartoffeln vorsichtig auf dem Teller hin und her – sie schwimmen in einer Sahnesoße und sind mit einer dicken Schicht Käse überbacken. Auch die Eier glänzen vom Fett, in dem sie gebraten wurden. Lea schiebt den Käse von den Kartoffeln und versucht, sie so gut es geht von der Soße zu befreien. Aber zu mehr als drei oder vier Kartoffelscheiben kann sie sich nicht überwinden. Die Eier, da ist sie sich sicher, wurden zusammen mit den Würsten in einer Pfanne gebraten. All das, was mit dem Fett in der Pfanne in Berührung kam, kann sie nicht essen. Das Eigelb auch nicht – zu viel Fett, zu viel Kalorien. Sie schneidet das Dotter vorsichtig von oben aus dem Ei, damit es sich nicht öffnet und ausläuft. Dann versucht sie mit der Gabel das Eiweiß herauszukratzen …

»Es ist ekelhaft, dir beim Essen zusehen zu müssen« – Leander schaut sie direkt an. »Kannst du das bitte lassen?« Vor Scham verkrampft sich Leas ganzer Körper, sie duckt sich in ihren Stuhl – versucht, sich so klein wie möglich zu machen. Aber alle schauen sie an, sie ist den Blicken der anderen schutzlos ausgeliefert. Ihr wird heiß, ihr Magen zieht sich zusammen, und ihr wird speiübel. Tränen schießen ihr in die Augen. Alles in ihr möchte aufspringen! Weg hier – weg aus dem Speisesaal, weg von all den anderen, die sie anstarren. Weg von diesem Kartoffelgratin, den man ihr aufzwingt. Aber wie versteinert sitzt sie auf ihrem Stuhl. Sie kann sich nicht rühren, ihr Atem geht flach und stoßweise. Ihre Hände sind zu Fäusten geballt, sie hält den Blick gesenkt. Die Stimmen und die Präsenz der anderen nimmt sie kaum noch wahr. Sie isst keinen einzigen Bissen mehr. Nach dem Essen verkriecht sie sich auf ihr Zimmer, unter ihre Bettdecke.

Am nächsten Morgen geht es zurück nach Hause. Der Reisebus fährt vor, ihre Mitschüler stürmen den Wagen – sie dagegen hält sich abseits. Die Fahrt über sitzt sie allein in der hintersten Reihe, starrt starr aus dem Fenster und versucht, die Anwesenheit der anderen auszublenden. Spät am Nachmittag kommen sie in Berlin an, ein Empfangskomitee an Eltern erwartet sie. Eigentlich will Lea nur so schnell wie möglich ihre Tasche ausgehändigt bekommen und verschwinden. Aber sie sieht Frau Gläser und Herrn Ceschi neben ihren Eltern stehen, die sie heranwinken. Sie würden sich Sorgen machen, sagen die beiden Lehrer. Lea scheine in letzter Zeit immer dünner zu werden. Sie habe die Woche über sehr wenig gegessen, ihr Essverhalten sei auffällig und besorgniserregend.

Es folgt ein Wochenende voller Diskussionen, Rechtfertigungen, lautstarker Auseinandersetzungen und Weinen. Doch ihre Eltern sind unerbittlich und bestehen darauf: Am Montag geht es zum Arzt. Lea weiß nicht, was genau auf sie zukommen wird – aber dass es nichts Gutes ist, das ahnt sie.

Generell ist keinem der Anwesenden auch nur im Entferntesten bewusst, was nun beginnt. Dieser erste Termin bei einer Ärztin, die keiner von ihnen bisher kennt und die allein deshalb gewählt wurde, weil die Praxis in unmittelbarer Nachbarschaft liegt – dieser erste Termin ist der Anfang einer jahrelangen Odyssee. Im Laufe der Jahre wird Lea unzählige Ärzte, Kliniken, Beratungsstellen, Psychologen und Psychiater in Berlin und darüber hinaus aufsuchen und kontaktieren.

Am Montag nach der Schule ist es soweit. Warum auch immer – Leas Mutter besteht darauf, dass auch Till mitkommt zum Arzt. Einen festen Hausarzt gibt es bis dahin nicht. Nach dem Kinderarzt war die Frage der Impfungen durch – bei Husten, Schnupfen, Heiserkeit geht es zum HNO-Arzt, und Knochenbrüche werden beim Orthopäden jenseits des Savignyplatzes behandelt. Zu dritt sitzen sie also im Wartezimmer. Ihr Bruder ist nörgelig, er wollte nicht mitkommen. Lea wollte auch nicht mitkommen, ist aber still. Ihre Mutter dazwischen, die versucht, mit ihr zu sprechen und ihren Bruder zu besänftigen. Je mehr Zeit vergeht, je länger sie warten müssen, desto nervöser, schweigsamer und in sich gekehrter wird Lea. Sie weiß nicht, was sie erwartet, sie hat keine Kontrolle über die Situation. Sie sieht ihre Autonomie bedroht. Dabei wollte sie doch nett und charmant wirken, um zu beschwichtigen. Hat sich extra hübsch angezogen – trägt einen adretten, roséfarbenden Strickpullover, ihre Haare hat sie ordentlich frisiert. Ob das nun etwas bringt oder nicht – wer weiß?! Die Ärztin ist zumindest nicht unfreundlich. Sie stellt Fragen, misst und wiegt beide Kinder und bestätigt die Einschätzung der Pädagogen: Das Gewicht von Lea ist kritisch. Mit 46 Kilo befindet sie sich bei ihrer Körpergröße im Untergewicht. Die Ärztin empfiehlt, sich an einen Facharzt oder eine Fachklinik auf dem Gebiet der Essstörungen zu wenden.

Keine zwei Wochen später sitzt Lea mit ihrer Mutter im Vorzimmer der Stationsleitung der Charité Benjamin Franklin – Abteilung für Psychosomatik. Auch hier stellt die Ärztin viele Fragen, wirkt ernst und besorgt. Nach dem Gespräch bittet sie Lea in ein Behandlungszimmer, ihre Mutter wartet draußen. Auch die Ärztin verlässt noch einmal den Raum und kommt kurze Zeit später in Begleitung eines jungen Praktikanten wieder. Er hat kurze, dunkle Haare und stellt sich Lea als Medizinstudent vor. Er ist nur ein paar Jahre älter als sie, hat eine sympathische Stimme und einen festen Händedruck.

»Ausziehen!« Damit hat sie nicht gerechnet, darauf ist sie nicht vorbereitet. Sie starrt die Ärztin an, dem Blick des jungen Mannes weicht sie aus. Mit langsamen Bewegungen, den Blick auf den Boden gerichtet, zieht sie sich bis auf die Unterwäsche aus. Die Kehle schnürt sich ihr zu, sie ist den Tränen nahe. Halb nackt steht sie inmitten des Raumes, sie schämt sich. Das, was als eine Art Diät begonnen hatte, hat nicht unbedingt dazu beigetragen, dass ihre Oberweite die Chance bekommen hat zu wachsen. Im Gegenteil – an eine Brust ist weiterhin nicht zu denken. Spitz zeichnen sich ihre Brustwarzen als kleine Erhebungen unter dem Hemdchen ab, das an ihr herunterhängt. Die Haut ist blass, die Gliedmaßen lang und dünn, Schultern, Ellenbogen und Knie sind knochig. Den Blick starr aus dem Fenster und auf die gegenüberliegende Hauswand gerichtet, lässt sie sich untersuchen. Der junge Medizinstudent hört Lunge und Herzschlag ab, er tastet nach ihrem Magen und den inneren Organen. Dann lässt er sie auf einem Bein durchs Zimmer hüpfen. Lea ist verstummt und erduldet alles, bis es heißt, dass sie sich wieder anziehen darf.

Sie verlassen das Krankenhaus, und Lea verspricht hoch und heilig, alles dafür zu tun, um nie wieder hierher zurück zu müssen. Eine stationäre Aufnahme lehnt sie kategorisch ab.

Die Eltern bestehen darauf, dass ihre Tochter sich in ambulante psychotherapeutische Behandlung begibt. Die erste Therapie von unzähligen, die noch folgen werden. Doch Lea ist krankheitsuneinsichtig – sie braucht keine Hilfe. Wobei denn? Was soll das? Warum sollte sie mit einer ihr völlig fremden Person über Probleme sprechen, die alle Welt ihr einzureden versucht? Aber gut, wenn sie denn meinen. Wenn die Auflage der Eltern ist, dass Lea dort hingeht, dann geht sie eben dorthin. Kein Mensch kann sie zwingen, sich dieser Frau zu öffnen. Sollen sie doch sehen, wie weit sie damit kommen …

Ein Doppelname à la Müller-Schmidt scheint Pflicht zu sein, wenn man als Therapeut arbeiten möchte. Ihre erste Therapeutin hat einen besonders albernen Doppelnamen. Frau Dr. phil. Engelhoff-Rehmann. Die Frau ist alt, dick und stinkt nach dem Urin von Katzen. Die ganze Wohnung, in der ein Zimmer als Praxisraum dient, stinkt nach Katze – kein Wunder, mindestens eine spaziert ständig herum. Eine zweite ist alt und krank, liegt auf dem Fenstersims und sonnt sich. Ihr Fell ist struppig und löchrig. Die Katze heißt Motte, wie passend. Zur Therapie geht Lea nur, damit ihre Eltern beruhigt sind beziehungsweise Ruhe geben.

Zu Anfang versucht die Therapeutin noch, sie zum Reden zu bringen, aber Lea verweigert sich. Als therapeutisches Tool kommt die Katze ins Spiel. So erfährt Lea viel über den Leidensweg von Motte, der zerrupft aussehenden Katze. Das arme Tier wurde halb verhungert und menschenscheu auf einem Campingplatz in Griechenland gefunden. Man hat es mit viel Zeit und Hingabe angefüttert und an den Menschen gewöhnt, bis es einem auf Schritt und Tritt folgte wie ein Hund. Dann hat man es natürlich nicht übers Herz gebracht, das treue Tier erneut seinem Schicksal zu überlassen und hat es nach Deutschland eingeflogen. Nach einem wochenlangen Quarantäneaufenthalt kam Motte endlich in ihrem neuen Zuhause an. Das alles ist nun gut zehn Jahre her. Heute ist der Bauchraum der Katze voller Tumore. Es ist eine Frage der Zeit, ob der Krebs das Tier töten wird, oder ob es schlichtweg verhungert, weil es nicht mehr frisst.

Doch die Schilderung verfehlt ihre Wirkung. Das Schicksal der Katze, die am Verhungern ist, löst kein Mitgefühl in Lea aus. Der Impuls, das Tier aufzupäppeln, wird nicht geweckt und infolgedessen auch nicht das beabsichtigte Gefühl der Zuneigung und Fürsorge für den eigenen Körper.

Nach einiger Zeit verstummt auch die Therapeutin ihr gegenüber, und die Sitzungen vergehen schweigend.

Es geht weiter bergab. Lea isst immer weniger, nimmt immer weiter ab. Psychisch ist sie äußerst labil. Dünnhäutig, reizbar, immer den Tränen nahe. In erster Linie bekommen ihre Eltern ihre Gefühlschwankungen zu spüren. Eine Kleinigkeit nur, und sie ist auf hundertachtzig. Nichts können sie sagen, nichts können sie Lea fragen, ohne dass sie sich sofort angegriffen und kritisiert fühlt. So oder so scheint es kein anderes Thema mehr zu geben als das, was und wieviel sie isst, ob sie isst und wie sie isst. In den Konfrontationen mit den Eltern kommt es immer häufiger zu Kontrollverlust, Wutanfällen und Raserei. Sie schreit, kreischt, kratzt und beißt. Schlägt um sich, tritt und weint. Sie schmeißt Türen so fest zu, dass die Fensterscheiben zittern, und verwüstet in einem Anfall von Raserei das komplette Arbeitszimmer ihrer Mutter. Sie reißt Bilder von den Wänden, Ordner aus den Regalen, zerfetzt Papiere und fegt alles, was auf dem Schreibtisch steht, zu Boden. Danach steht sie weinend inmitten des Chaos. Was hat sie getan? Warum hat sie so dermaßen die Kontrolle über sich verloren? Was geschieht mit ihr und warum fühlt sie sich in letzter Zeit so häufig wie fremdgesteuert?

Je mehr sie der Obhut der Eltern entfliehen möchte, je mehr sie sie hasst und abschütteln möchte, desto mehr bindet Lea sie an sich. Sie, die inzwischen 17-Jährige, kann nicht mehr ohne Aufsicht sein, muss die Eltern überallhin begleiten. Sie hasst es und schämt sich dafür. Besonders schlimm sind die Familienurlaube – die keine mehr sind. Ihr Bruder hat keine Lust mitzureisen, er fährt gemeinsam mit Freunden weg oder bleibt in Berlin.

Sie dagegen darf nicht allein zu Hause bleiben, ihre Eltern trauen ihr nicht. Wäre sie nicht unter Aufsicht, würde sie das Essen komplett einstellen. Sie muss wohl oder übel mit, egal wohin es geht. Ob in eine ostdeutsche Provinzstadt, um dort eine Ausstellung zu besichtigen, oder auf die Kanaren, um mit einem Mietwagen von Sehenswürdigkeit zu Sehenswürdigkeit zu fahren. Gezwungenermaßen ist sie überall mit dabei. Sie kann und will nicht mit ihren Eltern – ihre Eltern können und wollen nicht mit ihr. Dennoch hocken sie aufeinander. Wie ein lästiges Anhängsel pilgert Lea hinter den Eltern her – kann nicht genießen, kann sich an nichts erfreuen und sitzt die Zeit demonstrativ nur ab. Oder sie provoziert und verbreitet schlechte Laune. Größtes Streitthema auch hier: Das Essen beziehungsweise das Nichtessen. Sie versucht wegzulassen und einzusparen, wo es nur geht. Die Situationen am Essenstisch sind angespannt und nervenaufreibend für alle Beteiligten.

Vor allem ihr Vater kann nicht verstehen, warum sie das Diskutieren nicht lässt und warum sie nicht einfach essen kann. Warum sie um jeden Bissen feilschen und über jedes Reiskorn verhandeln muss. Warum sie nicht einfach genießen kann und warum sie die Stimmung mit ihrem Gebaren verdirbt. Er hat keine große Lust, sich mit alldem auseinanderzusetzten. Und ist nicht gewollt, auf ihre Ablenkungsversuche einzugehen.

Unterhaltungen zwischen ihnen finden kaum mehr statt. Er möchte wissen, warum Lea nicht vernünftig essen kann und was ihr Problem ist. Sie weigert sich Grund heraus, mit ihm über ihre Gefühle zu sprechen. Sagt ihm, sie wisse nicht, was sie zu ihren Gefühlen sagen sollte. Und es stimmt, sie weiß es nicht. Sie wehrt sich dagegen, in sich hineinzuhorchen, sie wehrt sich dagegen, zu ergründen, womit sie so sehr hadert. All ihre Kraft bringt sie dafür auf zu verdrängen, zu ignorieren und zu bagatellisieren. Doch das akzeptiert ihr Vater nicht. Ihn interessiert nur Wesentliches. Entweder sie spricht mit ihm über wirklich Relevantes oder sie lässt es eben. Stattdessen über Triviales und über Nichtigkeiten zu reden, das verbittet er sich. Sie schweigen sich an, ignorieren einander und die Starrsinnigkeit des anderen.

Ihre Mutter steht zwischen ihnen. Wie so häufig. Sie versucht, zu beschwichtigen, zu vermitteln und die Atmosphäre erträglich zu machen.

Zu Hause ist es leichter, weil Lea zur Schule gehen kann. Immer noch verbringt sie den größten Teil des Tages in der Schule. Morgens achtet sie genau darauf, dass die Eltern sehen, wie sie ihr Essen für den Tag einpackt. Zelebriert es regelrecht – Pausenbrote, ein Apfel, manchmal noch eine Handvoll Tomaten. Sie hantiert mit viel Aufsehen in der Küche herum und demonstriert eindrücklich, wie sie das Essen im Schulranzen verstaut. Alle sollen sehen, dass sie etwas mitnimmt und wie viel es ist! Damit sie, wenn sie nach Schulschluss nach Hause kommt, mit Fug und Recht behaupten kann, dass sie satt sei und schon ausreichend gegessen habe.

Es gilt, das Zeug wieder loszuwerden, essen tut sie es nicht. Zu Anfang bietet sie es ihren Mitschülern an – was selbstverständlich nicht funktioniert. Die anderen schauen sie betreten an, sagen, sie hätten selbst etwas dabei und dass sie ihre Pausenbrote und das Obst ruhig selber essen solle. Lea wird wütend auf ihre Klassenkameraden. Warum können sie nicht einfach mitspielen, warum machen sie die Sache nur unnötig kompliziert? Sie entsorgt das Essen, schmeißt es weg. Wobei sie einen regelrechten Verfolgungswahn entwickelt – panische Angst hat, dass jemand ihr auf die Schliche kommt. Zunächst wirft sie ihr Essen einfach in den Mülleimer vor der Schule oder ins Gebüsch am Straßenrand. Dann aber fängt sie an, Umwege einzubauen und Mülleimer zu suchen, die abseits ihres Heimwegs liegen. Oder sie wickelt die Brote zur Tarnung in Toilettenpapier und wirft sie in der Schultoilette in den Abfallkorb. Aber sie hat Angst, dass ihr jemand folgt und die Mülleimer kontrolliert und danach ihren Eltern davon berichtet. Das Essen muss vollständig verschwinden, es darf sie nicht weiter verfolgen! Sie beginnt ihre Pausenbrote zu zerkleinern, die Bröckchen einzeln in Toilettenpapier einzuwickeln und peu à peu im Klo herunterzuspülen. Es ist ein langwieriger Akt. Sie darf nicht zu viel auf einmal ins Klo werfen, sonst schafft es die Spülung nicht. Oder es käme zu einer Verstopfung.

Ihr Gewicht sinkt weiter. Sie wiegt sich täglich. Morgens, nüchtern, nackt und nach dem Gang auf die Toilette. Dieses Ritual bestimmt ihren Tag – bestimmt das, was sich ihr Leben nennt. Aber ist das noch ein Leben, das sie führt? Es ist eher eine Existenz. Sie lebt nicht mehr, sie existiert. Irgendwie, einen Tag nach dem nächsten. Ohne einen Sinn darin zu sehen oder sich an Dingen erfreuen zu können. Lebensfreude? Fehlanzeige. Hat sie eine Aufgabe, ein Ziel, eine Motivation?

Sie steht einzig und allein jeden Morgen auf und kämpft sich durch den Tag, weil Liegenbleiben und Aufgeben weniger Kalorien verbrauchen würde.

Zeigt die Waage mehr an als am Vortag, ist sie alarmiert und bricht in hektische Unruhe aus. Hat sie weiter abgenommen, weiß sie zwar, dass das nicht gut ist – bekommt mitunter sogar einen Schrecken, wenn der Sprung nach unten groß ist –, aber das beruhigende Gefühl, dass sie dünn ist, dass alles gut ist, ist stärker.

Sie nimmt immer weiter ab. Zuerst fühlt es sich unwirklich an, als das erste Mal eine 3 auf der Waage steht. Sie hat die 40-Kilo-Marke unterschritten. Da ist es wieder – dieses Gefühl, als würde ihr Körper ein Stück weit über dem Erdboden schweben. Als hätte sie den Kontakt zum Hier und Jetzt verloren. Ein Kribbeln läuft durch ihre Glieder – sie weiß, dass es nicht gut ist, wenn sie immer weiter abnimmt, aber es fühlt sich verdammt gut an. Diesen Tag, an dem sie die 40-Kilo-Welt hinter sich lässt, trägt sie mit feinsäuberlicher Schrift in ihren Kalender ein. Sie verziert die Kalenderseite mit kleinen rosafarbenen Blüten und legt ein Lesezeichen zwischen die Seiten.

KAPITEL 3

VERKAUFTE SEELE

Je weniger sie wiegt, desto stärker wird die Krankheit. Sie lebt nur noch für die Magersucht, alles andere ist zweitrangig. Das Pferd – egal. Die Schule – egal. Soziale Kontakte – schon seit Langem mehr als egal. Selbst ihr äußeres Erscheinungsbild, ihr Aussehen – egal. Sie ist hässlich, Punkt. Sie hat sich auch zuvor nur selten geschminkt, nun versucht sie es nicht einmal mehr. Sie geht nicht mehr regelmäßig zum Friseur, die Haare versteckt sie meist unter einer Mütze. Sie hat lediglich zwei Hosen, die sie abwechselnd trägt. Jeans, die an ihr herunterhängen, gehalten durch einen billigen Gürtel aus der Kinderabteilung von H&M. Sie trägt zerschlissene farb- und formlose Pullover, dazu eine verbeulte, übergroße ausgewaschene Winterjacke. Ihr Gang wirkt staksig, die Schultern sind hochgezogen, der Blick zu Boden gerichtet. Den Menschen ins Gesicht zu sehen traut sie sich nicht mehr.

Aber sie spürt die Blicke der Leute. Auf der Straße, beim Vorübergehen und hinter ihrem Rücken hört sie Worte und Satzfetzen wie »… einfach nur krank«, »… gehört weggesperrt«, »… ekelhaft«.

Die Minnesota-Studie (auch: Das KZ-Experiment) war eine Studie zu den Auswirkungen des Hungerns, die 1944 an der Universität Minnesota (USA) durchgeführt wurde. Die Teilnehmer der Studie waren Kriegsdienstverweigerer, die statt-

dessen an diesem Experiment mitwirkten. Das Experiment war untergliedert in eine Kontrollphase (Beobachtung des Essverhaltens), eine Hungerphase und eine Regenerations-/ Nachbeobachtungsphase. Während der sechs Monate andauernden Hungerphase wurde die Nahrungszufuhr auf die Hälfte der gewohnten Energiezufuhr reduziert. Die Probanden verloren durchschnittlich 25% ihres Körpergewichts. Sie beschäftigten sich zunehmend mit dem Thema »Essen«, litten an Essanfällen, die auch über das Experiment hinausgingen, und wiesen vermehrt psychische Veränderungen wie Depressionen, Nervosität und Stimmungsschwankungen auf. Außerdem kam es zu körperlichen Beschwerden. Unter anderem gastrointernale Beschwerden, Ödeme, Frieren, Haarausfall. Ähnliche psychische wie physische Veränderungen und Beschwerden wie in der Minnesota-Studie finden sich auch bei Patienten mit Anorexia nervosa[1]. Die Erkenntnisse der Minnesota-Studie werden daher zur Entwicklung von Erklärungsansätzen für Mechanismen und Folgen bei Essstörungen herangezogen. Vergleichbare Studien sind heute, aus ethischen Gründen, nicht mehr durchführbar.

Die Minnesota-Studie belegt einen teuflischen Kreislauf. Bei zu starkem Untergewicht beschäftigt sich der Mensch zunehmend und ausschließlich mit dem Thema »Essen«. Mit fortschreitender Mangelernährung schreitet nicht nur der körperliche Verfall voran, es wird auch Gehirnsubstanz abgebaut. Das Gehirn ist so unterversorgt, dass nur noch die rudimentärsten Gedanken ans Überleben Platz finden. Komplexes und abstraktes Denken, wie es für eine Therapie

1 – Magersucht

und somit für das Durchbrechen der kranken Denk- und Verhaltensmuster nötig wäre, KANN das Gehirn gar nicht leisten. Aber ohne einen klaren Blick, ohne den »gesunden Menschenverstand« ist die Krankheit nicht zu besiegen. Die Sucht ist stärker. Die Sucht danach, mager zu sein, beherrscht die Gedanken, die Gefühle, das Handeln, das komplette Sein und das Leben. Die Magersucht verselbstständigt sich. Wie bei jeder anderen Sucht, sei sie stofflich oder nicht, entsteht ein enormes Abhängigkeitsverhältnis. Das Leben, die Existenz, dreht sich einzig und allein darum, die Sucht ausleben zu können. Der Tag wird nach ihr geplant, Entscheidungen nach ihr gefällt. Es geht schon lange nicht mehr darum, dass das Essen seinen Platz im Tag bekommt, sondern darum, dass das bisschen Leben, was noch geblieben ist, um das Essen/Nicht-Essen herumgestaltet wird.

Die Fokussierung auf das Thema »Essen« – eigentlich ganz logisch, naheliegend. Beziehungsweise: im Ursprung überlebenswichtig. Seit jeher gab es immer wieder Hungerperioden, ausgelöst durch Dürren oder regnerische Sommer, eisige Winter oder Unwetter. Wurde die Nahrung knapp, beschäftigte sich der Urmensch einzig und allein mit der Frage, wie und wann er die nächste Beute erlegen kann, um seinen Hunger zu stillen. In dieser Zeit wurde alles nicht zwingend Überlebensnotwendige zurückgestellt. Es wurde sich nicht fortgepflanzt, es wurde nicht an die Höhlenwand gemalt, und es wurde nicht das Rad erfunden. Alle verfügbare Energie wurde darauf gerichtet, etwas Essbares heranzuschaffen.

In genau diesem Zustand befindet sich das Gehirn eines Magersüchtigen. Es spielt in Dauerschleife das »Wie beschaffe ich mir etwas zu essen?«-Programm ab. Es ist also ständig auf der Jagd und auf Nahrungssuche. Das hohe Maß an Selbstkontrolle verhindert, dass einfach in den nächstgelegenen Supermarkt gegangen wird. Aber hormonell und den Stoffwechselvorgängen nach ist der Körper hellwach und zu Hochleistungen bereit. Was das ausgesprochen hohe Energielevel vieler Magersüchtiger erklärt, die sich mitunter stundenlang exzessiv sportlich betätigen können – scheinbar ohne zu ermüden.

Fanatische Workouts im Fitnessstudio, endlose Fahrradtouren, kilometerweite Fußmärsche oder ewiges Treppensteigen – gern auch mit Zusatzgewicht in Form eines schweren Rucksacks. Alles gern gewählte Maßnahmen, um effektiver Kalorien zu verbrennen. Der Körper macht das alles mit – der Hormoncocktail in ihm, der die Nahrungssuche simuliert, hält ihn wach und leistungsbereit. Im Unterschied zum Neandertaler heißt es bei einem Magersüchtigen dann aber, ohne mit der Wimper zu zucken: »Abendbrot ist heute gestrichen!«

Lea verliert stetig weiter an Gewicht. Bald wiegt sie nur noch etwas mehr als 30 Kilo. Sie war immer ein Seitenschläfer. Schon als kleines Kind rollte sie sich zur Seite ein und zog die Knie eng an den Bauch, um einschlafen zu können. Zwar träumte sie immer sehr lebhaft, redete im Schlaf und wachte morgens meist mit dem Kopf am Fußende oder halb aus dem Bett hängend auf, aber das Einschlafen sah immer gleich aus. Doch diese Schlafposition, dieses Sich-seitlich-Einrollen, ist nicht mehr möglich. Ihre knochigen Schultern schmerzen unter dem Druck, die Arme schlafen ein und werden taub. Es dauert lange, bis sie sich daran gewöhnt, in Rücken- oder Bauchlage einzuschlafen. So liegt sie auch am nächsten Morgen noch – wenn sie erst schläft, schläft sie fast komatös. Träumen tut sie schon lange nicht mehr – auch ihre Phantasie verkümmert, stirbt langsam ab.

Je weniger sie wiegt, desto mehr wird sie von der Krankheit beherrscht. Desto mehr steigert sie sich in Wahrnehmungen hinein, die von der Magersucht verzerrt sind. Angefangen vom benutzten Besteck und Geschirr über die Griffe an den Küchenschränken bis hin zu den Küchenstühlen – sie kann nichts mehr anfassen, was nur im Entferntesten mit Essen oder den Dämpfen von Essen in Berührung gekommen ist. Auch Lichtschalter und Türklinken kann sie nicht mehr berühren, ohne sich danach die Hände waschen zu müssen. Essensreste und Brotkrümel sind ein nächstes, großes Problem. Kleidung, auf die sie aus Versehen gekrümelt hat oder die irgendwie anders mit Essen in Berührung gekommen ist, muss in die Wäsche. Der Kontakt mit Lebensmitteln löst Ekel aus. Alles aus Angst, zuzunehmen, durch die Berührung, die Dämpfe, den Geruch von Essen Kalorien aufzunehmen.

Auch trinken wird immer komplizierter. Lea trinkt schon lange nur noch stilles Wasser. Aus der Leitung. Abgefülltes Wasser könnte durch die Anreicherung von Spurenelementen Kalorien enthalten. Aber auch Leitungswasser untersagt sie sich mehr und mehr, reglementiert sich bei den Mengen. Es füllt den Magen und ist somit eine Gefahr. Zu der Unterernährung kommt nun auch noch eine permanente Dehydration.

Selbst ihren Speichel versucht sie loszuwerden. Entwickelt Ekel davor, ihn herunterzuschlucken. Ekel, da der Speichel Essenspartikel enthalten und nährstoffreich sein könnte.

Zwanghaft muss sie immer wieder ausspucken. Ewigkeiten kann sie im Badezimmer verbringen, immer wieder ins Waschbecken spuckend.

Draußen auf der Straße schämt sie sich, wenn sie sich von anderen Menschen beobachtet fühlt. Aber der Zwang ist stärker: Sie spuckt aus. In geschlossenen Räumen ist es schwierig. Vor allem in der Schule. 45 Minuten lang sammelt Lea ihre Spucke im Mund – 45 Minuten können quälend lang sein. Das Klassenzimmer verlassen und auf Toilette gehen, das geht nicht. Sie müsste die Türklinke anfassen.

Türen öffnet sie nur noch mit dem Ellenbogen oder dem Fuß – wenn keiner hinschaut. Oder sie muss warten, bis andere Menschen einen Raum verlassen oder betreten. Die Situation abpassen, in der die Tür geöffnet wird.

Das Gefühl, eingesperrt zu sein, nicht frei entscheiden zu können, wann und wohin sie sich bewegen kann, löst Panik in ihr aus. Geschlossene Räume werden zu einem nächsten, großen Problem. Sie hat das Gefühl die Wände kommen auf sie zu. Sie drücken den Sauerstoff aus den Räumen und rauben ihr die Luft zum Atmen. Lea bekommt Angst zu ersticken.

Dass sie noch im Klassenzimmer sitzt, ist eine Farce. Dem Unterricht kann sie schon lange nicht mehr folgen. Ihr Notendurchschnitt ist innerhalb kürzester Zeit erheblich abgerutscht.

Mit der Familie gemeinsam am Essenstisch – eine brisante, angespannte und hochexplosive Situation. Leas Gebaren und ihre Schmiererei mit dem Essen ist für die anderen nur schwer zu ertragen. Doch schon bei der kleinsten Bemerkung macht sie dicht, geht zum Angriff über und verweigert die Nahrungsaufnahme komplett. Sie bricht in Tränen aus, schreit, schlägt um sich und ist durch nichts und niemanden zu beruhigen. Nach solchen Aussetzern braucht es Stunden, bis sie wieder halbwegs ansprechbar und umgänglich ist. Oft ist die Stimmung über Tage hinweg geprägt vom Schrecken des letzten Zwischenfalls.

Sie braucht unendlich lange beim Essen. Je länger sie das Essen, das vor ihr steht, anstarrt, desto widerwertiger wird es. Sie sieht das, was sie dick macht. Das, was Kalorien hat. Das, was nicht in ihren Magen, nicht in ihren Körper darf.

Wie in einem Fiebertraum sieht Lea die Substanz und die Struktur der Nahrung übergroß vor sich. Sie fängt an, Staub, Krümel und Flusen auf dem Essen zu sehen. Sie schabt und pfriemelt am Essen herum. Vermeintlicher Dreck wird abgekratzt und mit dem Besteck an den Tellerrand geschmiert. Nach der Mahlzeit sieht ihr Platz aus wie ein Schlachtfeld. Um ihren Teller und um ihren Stuhl liegt Essen verteilt, Essensreste kleben in der Serviette und unter dem Tellerrand.

Die Kleherei bringt Leas Eltern zur Weißglut. Es kommt immer häufiger zu erbitterten Streitereien. Auch zwischen ihrem Vater und ihrer Mutter. Sie kommen nicht aus ihren Rollen heraus: Die Mutter, eine Übermutter, verzeiht, vergibt, sieht in ihrer Verzweiflung alles nach und zeigt für jede Absonderlichkeit Verständnis. Ist es doch das eigene, das geliebte, das geniale Kind, das Gegenstand der Diskussion ist. Der Vater, nicht weniger verzweifelt, übernimmt den Gegenpart.

So wird das nichts, du erdrückst das Kind mit deiner Fürsorge. Es muss lernen, auf eigenen Beinen zu stehen. Es muss lernen, dass es mit der Hungerei nicht ans Ziel kommt. Es muss, wenn es denn sein muss, eigene, bittere Erfahrungen machen. Lass es los! Lass es stolpern und lass es hinfallen. Am Aufstehen wird es wachsen! Du kannst Lea nicht helfen – da muss sie alleine durch.

Es gibt Verbündete, und es gibt Gegner. In vielen verschiedenen Konstellationen. Der Wechsel zwischen den Lagern, fließend. Mutter gegen Tochter. Vater gegen Tochter – was wiederum die Mutter auf den Plan ruft und zu Vater gegen Tochter und Mutter wird. Was schließlich in Mutter gegen Vater endet … Ihr Bruder Till kann sich im Eifer des Gefechts nur in Sicherheit bringen. Ist als Heranwachsender sichtlich irritiert von der Situation. Lea für ihren Teil hat große Angst, dass ihr Vater die Familie verlässt. Dass sie ihn vergrault.

Doch auch hier: Die Krankheit ist stärker. Nichts – nicht der Streit mit und zwischen den Eltern, nicht das Wissen, dass sie einen Suizid auf Raten begeht, dass sie von jetzt auf gleich an akutem Organversagen sterben könnte – nichts hält sie davon ab zu hungern. Die Magersucht beherrscht sie. Beherrscht ihre Gedanken, ihr Handeln, ihr Sein. Die Essstörung verselbstständigt sich immer mehr.

Ihr Essverhalten verläuft dabei phasenweise besser oder schlechter. Nach grenzüberschreitenden Eskalationen mit Drohungen und Ultimaten ist sie gedeckelt und funktioniert. Darauf bedacht, die Eltern nicht allzu sehr zu reizen und der Zwangseinweisung in eine Klinik zu entgehen, isst sie auf, was auf ihrem Teller liegt. Darauf lauernd, dass die Kontrolle und Beobachtung nachlässt, um Freiräume und Schlupflöcher in der Überwachung sofort nutzen zu können.

Wie beim Speichel fängt Lea an, auch Essensreste im Mund zu sammeln, statt sie herunterzuschlucken. Nach dem Essen läuft sie schnell ins Bad, um sich den Mund auszuspülen. Bis zu einer halben Scheibe Brot passt in die Mundhöhle. Dabei kann sie jedoch nur noch nicken oder den Kopf schütteln, wenn die Eltern sie etwas fragen. Würde sie versuchen zu sprechen, würden sie sehen, was sie da macht.

Lea beginnt schleichend, wieder mehr und mehr übrig zu lassen, den Teller nicht leerzuessen. Schon während des Essens sortiert sie mit dem Auge aus, was sie übriglassen wird. Der Drang, immer mehr und mehr zur Seite zu schieben, ist übermächtig. Die Not, die sie empfindet, wenn die Eltern sie zwingen, das Aussortierte trotzdem zu essen, lässt sie in Tränen ausbrechen. Die Verzweiflung, die sie überkommt, wenn sie ihren Teller leeressen muss, ist mit Worten nur schwer zu beschreiben.

Panik steigt in ihr auf sowie das Gefühl, dass sich genau mit diesem Bissen entscheiden wird, ob sie weiter dünn bleibt oder zunehmen wird. Leas Autonomie steht auf dem Spiel, sie könnten ihr die Magersucht jetzt und hier entreißen. Sie würde dick werden, fett werden und auseinandergehen wie ein Fast Food fressender, übergewichtiger Idiot. Es gäbe kein Zurück mehr. Wenn sie erst einmal zunimmt, wird sie für immer und unwiderruflich unförmig, speckig und unattraktiv sein. Das Zunehmen würde zum Selbstläufer werden, sie könnte es nicht mehr stoppen. Sie würde jeglichen Einfluss auf ihr Gewicht verlieren und unkontrolliert fett werden. Sie wäre gefangen in einem aufgedunsenen, wabbligen Körper, und die anderen würden sie mit Hohn und Spott, voller Schadenfreude und Ekel ungeniert anschauen und abwerten.

Das Horrorszenario vor Leas innerem Auge nimmt Fahrt auf, die Gedanken jagen durch ihren Kopf und reißen ihren Körper mit sich. Er ist im Ausnahmezustand. Die Schotten fallen, sie ist von einer Minute auf die nächste auf totale Abwehr gepolt. Bereit, sich mit allen zur Verfügung stehenden Mitteln gegen den Angriff zu wehren. Sie gerät außer sich und steigert sich immer weiter in hysterische Raserei hinein. Sie schreit, sie weint, sie steht völlig neben sich. Ihre Eltern sind machtlos. Machtlos und hilflos.

Nur, wenn sie etwas übrig lässt, findet sie nach der Mahlzeit so etwas wie Ruhe. Sie fängt an, Essen in der Serviette zu verstecken und im Ärmel des Pullovers. Sie schiebt es auf ihrem Schoß zwischen die Oberschenkel, oder hält es in ihrer fest geballten Faust verborgen. Das alles nach der Mahlzeit ungesehen verschwinden zu lassen, ist ein Vabanquespiel, ein nervenaufreibender Kraftakt. Entdecken ihre Eltern, dass sie schummelt, lügt und betrügt, sind Ärger und gegenseitige Anschuldigungen vorprogrammiert. Es kommt tagtäglich zu Streit und Auseinandersetzungen.

Und dennoch: Ihre Eltern fahren in den Skiurlaub. Ohne Lea, sie darf zu Hause bleiben – alleine. Wochenlang hat sie auf Gerda und Ulli eingeredet. Hat gefleht, gebeten und gebettelt. Gegen jede Vernunft hat sie es tatsächlich geschafft, sie zu überzeugen. Davon, dass nur die Abhängigkeit, die Verstrickung, das Aufeinanderhocken ihre Essstörung aufrechterhält. Dass sie nur losgelöst von der elterlichen Kontrolle erste Schritte in Richtung Genesung gehen könne.

Wie viele Versuche jeglicher Art werden in all den Jahren unternommen, wie viele Versprechungen gebrochen. Jedes

Mal ist Lea fest davon überzeugt, dass es ihr, wenn sich dieser oder jener äußere Umstand ändern würde, leichter fallen würde zu essen. Es ist die Stimme der Essstörung, die ihr das einbläut. Die ihr weismacht, dass die Probleme im Außen liegen.

Eine Essstörung ist scharfsinnig, berechnend, hinterlistig und ein falscher Freund. Egal was sie suggeriert und einem Glauben macht – es geht einzig und allein darum, ihre Macht zu stärken, die Abhängigkeit zu festigen.

In ihrer Verzweiflung, ihrer Ahnungslosigkeit und in dem festen Glauben an die Persönlichkeit und die Stärke der eigenen Tochter wollen auch Leas Eltern Mal für Mal glauben, dass es vielleicht wirklich genau diese eine Kleinigkeit sein könnte, die die Krankheit endlich Vergangenheit werden lässt. Jedes Mal aufs Neue klammern sie sich verzweifelt an die Hoffnung, dass sie ihrem Kind durch ihr Vertrauen und ihre Unterstützung helfen. Nichts scheint zu aufwendig, nichts zu teuer – wenn es doch nur helfen würde.

In diesem einen Fall ist Lea fest davon überzeugt, dass es ihr leichter fallen würde zu essen, wenn sie nicht mehr unter der ständigen Beobachtung ihrer Eltern stünde. Schon Tage vor der Abreise hört sie komplett auf zu essen – heimlich. Sie ist dazu übergegangen in ihrem Zimmer zu »essen«. Sie trägt ihren Teller von der Küche in ihr Zimmer und schließt die Tür. Das Essen entsorgt sie in kleinen Mülltüten, die sie anschließend hinter dem Regal versteckt und am nächsten Tag aus der Wohnung schmuggelt. Nach etwa 20 bis 30 Minuten bringt sie den leeren Teller und das dreckige Besteck zurück in die Küche. Ihre Eltern kontrollieren zwar ihren Mülleimer unter dem Schreibtisch, aber sie finden nur Altpapier.

Sie kann nichts essen, keinen Bissen. Erst, wenn ihre Eltern weg sind, wenn sie alleine ist, wenn sie es geschafft hat, ihren Willen durchzusetzen. Da ist es wieder, das Schwarzweiß-Denken. Ganz oder gar nicht.

Wenn Lea dann, sobald die Eltern weg sind, ausreichend essen wird, warum soll sie es jetzt noch versuchen …? Außerdem: Sie wird essen, ihr wird gar nichts anderes übrig bleiben. Sie will nicht sterben, also muss sie essen. Sie wird zunehmen, sie wird irgendwann wieder dick sein. Es sind die letzten Tage, an denen sie noch dünn ist – die Stimme der Essstörung.

Der vollkommene Verzicht auf Nahrung wütet in ihren Gedärmen. Der Magen zieht sich immer wieder krampfhaft zusammen, Hitze steigt ihren Brustkorb und die Speiseröhre hinauf. Gleichzeitig friert sie erbärmlich. Ein flaues Gefühl lässt ihren ganzen Körper leicht zittern, ihr ist schwindelig und schlecht.

Aushalten. Aushalten.

Tunnelblickartig fiebert sie darauf hin, dass die Eltern das Haus verlassen.

Es ist drei Uhr nachts. Stundenlang hat Lea wachgelegen und auf die Geräusche des Packens gehorcht. Bis die Wohnungstür endlich ins Schloss fällt. Sie weint – vor Erleichterung und vor Erschöpfung. Quält sich hoch und beginnt, die Küche zu putzen – nachts, im Dunkeln. Aus Angst, dass die Nachbarn sie in der erhellten Küche sehen könnten, schaltet sie das Licht nicht ein. Selbst vor den frisch gewaschenen Mikrofasertüchern ekelt sie sich, sie sind mit Essbarem in Berührung gekommen. Sie putzt mit Zewa-Wisch-und-Weg – drei komplette Rollen. Putzt Türknäufe, Klinken, Oberflächen, Lichtschalter und Stühle mit Zellstoff und Glasreiniger.

Übermüdet und völlig entkräftet legt sie sich früh am Morgen schlafen. *Ich habe es geschafft. Alles wird gut. Ab morgen werde ich anfangen zu essen. Ab morgen werde ich gesund. Ab morgen wird endlich alles gut.*

Der Wunsch nach einem besseren, nach einem glücklicheren Leben ist stets präsent. Wenn es einem schlecht geht, sehnt man sich nach Besserung. Das gilt auch für Magersüchtige. Trotz der negativen und selbstkritischen Gedanken und der grausamen Tortur träumen sie vom Leben, von einem besseren Leben und von einem Neuanfang.

Sie träumt davon, glücklich zu sein, unbeschwert und frei. Sie sehnt sich nach einem selbstbestimmten und erfüllten Leben, nach wahrer Freundschaft und danach, dem peinigenden Selbsthass zu entkommen. Aber alles Wünschen und Hoffen ändert nichts an Leas Zustand. Wie auch? Sie müsste aktiv werden, müsste dem Gehör schenken, was sie tief im Inneren so quält, und sie müsste essen. Sie müsste aufbegehren und sich der Magersucht stellen. Aber genau davon hält die Magersucht sie ab! Auf rationaler Ebene ist ihr durchaus klar, welche Schritte sie gehen müsste, um aus diesem tiefen Tal herauszukommen. Sie weiß, dass eine Gewichtszunahme die einzige Chance darstellt, um der Magersucht zu entkommen. Dass es erst durch eine Gewichtszunahme möglich wäre, gesund zu werden. Aber die Essstörung raubt ihr sämtliche Energie, die sie bräuchte, um kämpfen zu können. Ein teuflischer Kreis.

So malt sie sich die Dinge nur aus, die ihr guttun würden – ist sich jedoch der bitteren Wahrheit bewusst, dass sie nichts davon umsetzen wird. Ihr fehlt die Kraft zu kämpfen.

Sie schafft es einfach nicht, aufzuhören zu hungern. Zu viel würde sie aufgeben, würde sie die Magersucht loslassen. Zu wenig würde bleiben, was ihr Sicherheit und Halt gibt.

Eine Teetasse 0,1%-fetthaltige H-Milch. Lea löffelt die Milch, damit die Mahlzeit sie möglichst lang beschäftigt. Sie beruhigt sich mit dem Gedanken: *Es ist mehr als gestern, gestern habe ich gar nichts gegessen. Ich bin auf dem richtigen Weg! Morgen esse ich dann mehr als heute – es wird jeden Tag ein bisschen mehr sein. Ich schaffe das, ich werde gesund! Es wird endlich alles gut.*

Doch das Mehr, das sie sich gestattet, das eigentlich ein Nichts ist, ist ihr am dritten Tag plötzlich zu viel. Unruhe steigt in ihr auf. Die Gedanken, die sich mit dem Essen beschäftigen, nehmen Fahrt auf. Immer schneller peitschen sie durch Leas Kopf. Das war zu viel, sie hat zu viel gegessen!

Das Essen muss raus! Es muss raus aus ihrem Magen.

Sie kann sich nicht gegen die Panik wehren, die von ihr Besitz ergreift.

Das Essen muss raus. Sofort! Sie hat einen riesigen Fehler gemacht!

Sich zu übergeben ist ihr bislang nie in den Sinn gekommen. Anders jetzt: Sie versucht zu kotzen. Sie hängt würgend über der Toilette. Ihr Magen krampft sich zusammen, aber mehr als etwas Spucke bringt sie nicht hervor. Sie steckt sich den Finger in den Hals – so tief es geht. Nichts. Auch zwei Finger führen zu keinem Ergebnis. Verzweifelt, wie im Wahn, durchkämmt sie die Wohnung nach etwas, das sie sich noch tiefer in den Hals stecken kann. Irgendetwas Schmales, Dünnes.

Nicht zu hart. Aber auch nicht zu weich. Irgendetwas! Sie findet Strohhalme. Es schmerzt furchtbar im Rachen – aber es kommt nichts.

Sie kann nicht kotzen. Ihr Magen krampft sich unter den Würgeversuchen immer wieder zusammen – aber fördert nichts zutage. Sie schiebt den Strohhalm weiter in den Hals, immer weiter. Sie kann nur noch schwer atmen, hört aber nicht auf zu würgen. Der Strohhalm rutscht noch ein Stück weiter in den Rachen und entgleitet ihren Fingern. Sie kann das Ende nicht mehr greifen – panisch versucht sie, den Strohhalm irgendwie zu fassen zu kriegen. Sie reißt den Mund weit auf – sieht ein Fitzel des bunten Halms im Gaumen, wenn sie in den Spiegel schaut, kommt aber nicht heran. Tränen der Verzweiflung laufen ihr über die Wangen, und ein krampfhaftes Weinen überkommt sie, in das sie sich immer weiter hineinsteigert. Sie rast und tobt, schlägt um sich und schreit. Sie hat das Gefühl zu ersticken, und ihr wird schwarz vor Augen. Sie schafft es nicht, sich zu beruhigen. Sie bekommt Todesangst und schlägt im Wahn immer wieder fest mit ihrer Faust gegen sie Wand. Ein heller, ohrenbetäubender, fast tierischer Laut entfährt ihr.

Die Nachbarn stehen in der Tür, sie haben sich mit einem Ersatzschlüssel Zutritt verschafft. Ein Krankenwagen wird gerufen. Sie wird noch vor Ort ruhiggestellt und in die Notaufnahme gebracht. Was dort passiert, bekommt sie nicht mehr mit.

Mitten in der Nacht wacht Lea auf. Sie weiß zunächst nicht, wo sie sich befindet und was geschehen ist. Sie ist zu Hause, liegt in ihrem Bett.

Langsam steht sie auf und bemerkt, dass sie nackt ist. Sie schläft NIE nackt! Angst überkommt sie, heiße Scham – jemand hat sie ausgezogen. Jemand hat sie nackt gesehen. Stück für Stück kommt die Erinnerung zurück. Ihre Nachbarn waren da, um ihr zu helfen. Aber was ist dann geschehen? Wie kommt sie hier in ihr Bett und warum trägt sie keine Kleider am Leib? Wer hat sie ausgezogen, wer hat sie nackt gesehen? Diese Gedanken beherrschen alles. Was passiert ist – die Angst zu ersticken, das Gefühl beim Anblick der entsetzten Gesichter, der junge Rettungssanitäter, der sie keines Blickes gewürdigt hat –, all das ist zweitrangig, all das ist egal. Jemand hat ihren nackten Körper gesehen. Jemand hat gesehen, dass sie gar nicht so dünn ist, wie alle immer denken. Sie denken, sie sei dünn, aber das täuscht. Die Kleidung, die an ihr herunterhängt, vermittelt ein falsches Bild davon, wie sie wirklich aussieht. Nackt ist sie dick. Ihr Bauch ist dick, ihre Oberschenkel sind dick. Ihre Oberarme sind speckig und wabbelig. Ein furchtbares Gefühl der Ohnmacht überkommt sie, und erneut steigen ihr Tränen in die Augen.

Wäre sie nicht völlig kraftlos, sie würde sich in einen nächsten hysterischen Anfall hineinsteigern. Aber so sitzt sie nur allein mit ihren peinigenden Gedanken auf der Bettkante und weint still vor sich hin.

Dinge, die Lea nicht steuern, nicht kontrollieren kann, sind für sie das Schlimmste. Ein absoluter Albtraum. Sie setzt alles daran, Situationen zu vermeiden, die sie nicht kontrollieren kann. Sie muss entscheiden können, was mit ihr geschieht, was als Nächstes passiert und was genau sie tut. Logische, vorhersehbare Dinge, die in Zahlen zu fassen und zu messen sind, geben ihr Sicherheit. Ihr Gewicht, das ist sichere Terrain. Die Zahlen auf der Waage sind eindeutig, eine exakte Messeinheit. Lea kann ihr Gewicht selbst bestimmen, sie kann es beeinflussen. Wenn sie zugenommen hat, liegt es ganz in ihrer Hand, wieder abzunehmen. Sie agiert, indem sie weniger isst, und die Reaktion darauf, die Gewichtsabnahme, ist vorhersehbar. Aber Dinge, die sie nicht beeinflussen kann, die sie nicht verändern oder rückgängig machen kann ... etwas Schlimmeres gibt es nicht. Sie führen zu Unbehagen, Ruhelosigkeit, verzweifelte Ausweglosigkeit. Und immer wieder zu hysterischen Heulkrämpfen und tagelanger Selbstkasteiung.

Dann übernimmt die Essstörung – das Essen beziehungsweise Nicht-Essen übernimmt die Aufgabe, alles andere – alle anderen Gefühle, Gedanken und Emotionen – zu deckeln. Neben der Beschäftigung mit der Magersucht hat nichts anderes mehr Platz.

Drehen sich Leas Gedanken darum, was sie gegessen hat, ob es zu viel und das Richtige war, dann muss sie sich mit nichts anderem auseinandersetzen. Wenn Gefühle aufkommen, lassen diese sich am effektivsten mit den Gedanken daran beiseitedrängen, was, wann und wie viel Lea als Nächstes essen wird. Niemand stellt Ansprüche an sie, niemand erwartet mehr etwas von ihr – sie ist schließlich krank, sie ist essgestört. Sie muss nichts leisten, keine Entscheidungen treffen und sich nicht verhalten. Die Stärke der Symptome ist dabei ein sehr zuverlässiger Indikator dafür, wie vehement das, was tief in ihr wütet und unter der Essstörung liegt, sich gerade

Gehör verschaffen möchte. Die Magersucht versinnbildlicht lediglich das Unvermögen, sich anders und adäquat auszudrücken. Den eigenen Gedanken und Empfindungen Raum zu geben und ihnen Achtung zu schenken.

Eine Essstörung ist eine riskante, sehr gefährliche Ausdrucksweise des inneren Leids. Sie kann tödlich enden. Das Unterbewusstsein ist nicht dumm. Es schützt sich mit allen ihm zur Verfügung stehenden Mitteln. Ist das, was in ihr liegt, was an die Oberfläche will und was durch die Essstörung immer wieder zurückgestoßen wird, so viel schlimmer als all das Leid, das sie tagtäglich durchlebt? Gibt es einen Albtraum, der noch viel grausamer ist als der, in dem sie jeden Tag aufs Neue kämpft?

Um nichts anderes spüren zu müssen, um jegliches Aufflackern von Emotionen schon im Keim zu ersticken, sind all ihre Gedanken einzig und allein bei der Magersucht. Jedes Gefühl, das aufkommt und nach Raum verlangt, wird mit einem essgestörten Gedanken beiseite gedrängt. Sie wurde abgewiesen – ja, aber wenigstens ist sie dünn. Sie hat einen Fehler gemacht – ja, aber wenigstens ist sie dünn. Die anderen mögen perfekter sein als sie – ja, aber wenigstens ist sie dünner. Diese Gewissheit beruhigt.

Leas Eltern sind zurück. Sie sind sofort aufgebrochen, als der Anruf aus Berlin kam, und die komplette Strecke durchgefahren. Mitten in der Nacht, mitten im Winter. Mit 200 Stundenkilometern auf der vereisten Autobahn. Es gibt Ärger! Riesengroßen Ärger. So großen Ärger wie noch nie. Ein Streit, der alle vorherigen in den Schatten stellt.

Sanktionen und Einschüchterungsversuche können jedoch lediglich die Symptome unterdrücken und Lea zum Essen zwingen. Die darunterliegende Problematik ändert sich auch durch die härtesten Strafen selbstverständlich nicht. Dementsprechend kurz hält der Erfolg der Maßnahmen an. Zwei, vielleicht drei Wochen hält die Einschüchterung. Sie isst, ohne aufzumucken, was man ihr vorsetzt. Dann beginnt sie wieder, sukzessive zur Seite zu schieben, Essen übrig zu lassen, es zu verstecken und wegzuwerfen.

KAPITEL 4

DAS SKELETT

Lea hat so starkes Untergewicht, dass das Leben zu leben, oder besser, den Alltag zu überleben immer schwerer, immer unmöglicher wird. Für mehr als das Thema Essen/Nicht-Essen ist kein Platz mehr. Der Tag besteht aus Zur-Schule-Gehen und der Bemühung, so wenig wie möglich zu essen und gleichzeitig so viel wie möglich in Bewegung zu sein.

Sie friert. Ihr ist ständig kalt, und sie ist permanent bis auf die Knochen durchgefroren. Draußen, aber auch in geschlossenen Räumen. In der Schule versucht sie, immer dicht neben der Heizung zu sitzen. Oder auf dem Platz direkt neben dem Overheadprojektor. Aus den Belüftungsschlitzen strömt warme Luft. Trotzdem ist ihr so kalt, dass sie die Jacke nicht auszieht. Auch Schal und Handschuhe behält sie an. Natürlich gucken alle sie an. Aber das tun sie so oder so. Zumindest kann sie sich wieder freier bewegen, kann Türen öffnen und Räume betreten beziehungsweise verlassen. Den Handschuhen an den Händen sei Dank.

Wie jedes Jahr kommt der Schulfotograf. Es werden Klassenbilder und Einzelportraits gemacht, die anschließend im Jahrbuch abgedruckt werden. Jede Klasse bekommt eine Doppelseite zur freien Gestaltung, um sich darzustellen. Lea hält sich aus dem Prozess heraus – will damit, aber vor allem mit ihren

Klassenkameraden, nichts zu tun haben. Beim Fototermin kommt es zum Streit. Sie legt sich mit dem Fotografen an, ist widerspenstig und diskutiert, bis Frau Gläser sich einmischt, um zu vermitteln. Der Fotograf möchte, dass sie für die Aufnahme ihren Schal ablegt und ihre Haare aus dem Gesicht streicht. Sie dagegen schämt sich für ihr knochiges Dekolleté und die spitzen Schultern und möchte sich hinter ihren Haaren verstecken.

Sie will das Foto nicht sehen. Im Jahrbuch allerdings wird es trotzdem abgedruckt. Der Drang aber, sich niederzumachen und bestätigt zu bekommen, dass sie recht hat damit, dass sie furchtbar aussieht, ist stark. Lea ist allein im Klassenraum – auf einem der Plätze liegt ein druckfrisches Exemplar des Jahrbuchs, das sie wie magnetisch anzieht. Sie blättert durch die Seiten, weiß bei jeder Seite, die sie umschlägt, dass sie das, was sie zu sehen bekommt, nicht sehen möchte. Blättert aber trotzdem stoisch weiter, bis sie zur Klasse 11b kommt. Das Gruppenfoto in der Mitte, die Einzelaufnahme drumherum.

Sie ist hässlich! Sie hat es vor sich, in all den schillernden Farben, die der Hochglanzdruck hergibt. Sie ist hässlich, eine andere Beschreibung dafür gibt es nicht. Sie hasst sich und schämt sich dafür, wie sie aussieht. Sie schämt sich dafür, wie sie ist und was sie ist.

Mit leeren Augen schaut da ein Mädchen in die Kamera. Ein spitzes, ausgezehrtes Gesicht mit hervorstehenden Kieferknochen und hohlen Wangen.

Unter dem Bild steht in krakeliger Schrift:

DAS SKELETT.

Ihr Haar auf dem Kopf wird immer dünner, fällt in Büscheln aus. Ganz im Gegenteil dazu ist ihr restlicher Körper bedeckt mit einem dichten Flaum aus feinen Härchen. Vor allem im Gesicht, auf den Wangen und dem unteren Rücken. Dieses sogenannte Lanugohaar schützt die Haut des Fötus und wird in der 13. bis 16. Schwangerschaftswoche ausgebildet. Doch auch bei Menschen mit extrem niedrigen Körpergewicht, wie zum Beispiel bei einer Anorexie oder einer Tumorerkrankung, kann es zur Entstehung einer Lanugobehaarung kommen. Sie dient als Schutzmechanismus des Körpers gegen Hitze und Kälte, wenn diese Funktion durch die fehlende Fettschicht verloren gegangen ist.

Leas Haut ist dünn und spröde. Vor allem ihre Beine sind permanent übersät mit unzähligen blauen Flecken. Das Brustbein ist eingefallen, und dort, wo die Rippen enden, hat sich eine zentimetertiefe Kuhle gebildet. Zwei Finger passen hinein, aber Lea versucht, die Vertiefung zu ignorieren – nach einer Zeit fällt sie ihr kaum noch auf. Ihr Zahnfleisch ist wund, zieht sich zurück – die Zahnhälse liegen frei.

Die Scheu, die Scham und die Verleugnung des eigenen Körpers nehmen immer extremere Formen an. In den Spiegel schaut sie schon lange nicht mehr. Sie hasst, was sie sehen würde! Wenn sie aus der Dusche kommt, starrt sie angestrengt zur Decke. Voller Angst, im Badezimmerspiegel einen Blick auf ihren Körper zu erhaschen. Auch anfassen kann sie ihren Körper nicht. Vor allem nicht den Bauch. Sie ekelt sich vor der weichen Substanz der darunterliegenden Organe. Nach dem Duschen cremt sie nur Arme und Beine ein. Den Oberkörper mit Brust, Bauch und Rücken kann sie nicht berühren. Zu groß ist die Angst davor, was sie ertasten würde. Die Haut wird trocken und schuppig, ist zum Zerreißen gespannt und juckt. Zieht Lea ihr Unterhemd aus, ist es voller weißer Hautschüppchen, die wie pudriger Schnee umhertanzen, wenn sie zu Boden fallen. Die Haut an den Händen, den Fingern und den Handgelenken platzt auf und ist übersät mit offenen, entzündeten Stellen, aus denen Wundwasser sickert.

Das Ausspucken-Müssen wurde mit der Zeit durch einen Waschzwang ersetzt. Wieder und wieder, mehrmals die Stunde und mehrere Minuten lang wäscht Lea ihre Hände. Ausgiebig, mehrfach, mit viel Seife, bis zu den Ellenbogen. Das Wasser läuft – bis zu einer Viertelstunde am Stück.

Ihr Vater tobt. Er kann nicht verstehen, warum sie alle Anwesenden so dermaßen provoziert. Warum sie eine Marotte nach der nächsten entwickelt, warum sie sich nicht einfach zusammenreißen und sich so verhalten kann wie alle anderen auch. Lea darf sich nur noch unter Aufsicht die Hände waschen. Die Seife wird weggeschlossen und die Zeit, die sie im Badezimmer verbringen darf, reglementiert.

Das Problem sind die Griffe des Wasserhahns. Sie hat ihre Hände gerade frisch gewaschen, gerade sind sie sauber – dann muss sie die Griffe des Hahns anfassen, um das Wasser abzustellen. Die Griffe sind dreckig, die anderen haben sie angefasst. Sie sind fettig und voller Zahnpasta. Wenn Lea sie angefasst hat, um das Wasser abzudrehen, sind ihre Hände wieder dreckig. Sie muss sie erneut waschen.

Da sie das Wasser nicht mehr laufen lassen darf, bedient sie die Armatur nur noch mit den Ellenbogen oder sie umwickelt sie mit Klopapier.

Das Badezimmer, die Toilette – der zweite Ort neben der Küche, den sie scheut. Zu Hause nutzt sie nur noch die Gästetoilette, auf die die anderen selten gehen. Sie braucht ein extra Handtuch, das gesondert hängt und das keiner anfassen darf. Sie ekelt sich vor der Toilette und kann sich nicht mehr auf die Klobrille setzen. Der Gang auf Toilette – entweder im Halbstehen, oder sie legt die Klobrille mit mehreren Lagen Papier aus. Unterwegs und in der Schule geht sie gar nicht mehr auf Toilette. Meistens geht es, irgendwie – da sie so oder so nur wenig trinkt. Aber irgendwann muss sie doch. An Tagen, die acht oder mehr Schulstunden haben, ist es kaum auszuhalten.

Lea kann einzig und allein daran denken, wie sehr sie muss, kein anderer Gedanke findet mehr Platz. Sie konzentriert sich ausschließlich darauf, einzuhalten. Presst die Oberschenkel zusammen, versucht, möglichst flach zu atmen und sich nicht zu bewegen. Im Sitzen ist es noch am einfachsten. Schwer wird es beim Laufen. Ihr Gang ist hoppelnd. Zwei, drei rasche Schritte – stehenbleiben, Beine überkreuzt zusammenpressen und leicht in die Hocke gehen, damit der Schließmuskel nicht nachgibt. Der Weg nach Hause zieht sich, sie braucht ewig. Nicht lange und es geht immer häufiger schief. Sie macht sich die Blase kaputt. Immer öfter läuft eine immer größere Menge in die Unterwäsche. Sie muss kapitulieren.

Der Blasenmuskel kann kaum mehr einhalten. Alle halbe Stunde muss sie auf Toilette und ständig die Angst, dass die Blase sich unkontrolliert entleert.

Doch obwohl Lea sich vor öffentlichen Toiletten noch weitaus mehr ekelt als vor der Toilette zu Hause, dehnt sie den Heimweg von der Schule weiter aus. Sie nimmt Umwege, um länger zu laufen und mehr Kalorien zu verbrennen. Mit dem Fahrrad zu fahren haben ihre Eltern verboten – sie soll den Bus nehmen, um sich nicht zu viel zu bewegen. Aber kontrollieren tun sie es nicht, daher hält Lea sich nicht an diese Vorgabe. Sie läuft die Strecke nach Hause, sie joggt. Vom Grunewald den Ku'damm runter bis nach Charlottenburg. Die Strecke führt sie vom Bismarckplatz über den Rathenauplatz, am S-Bahnhof Halensee und an der Schaubühne vorbei. Über den Adenauer- und den Olivaer Platz bis zur Uhlandstraße.

Sie trägt einen großen, schweren Rucksack und nimmt jeden Tag alle Schulbücher mit. Nicht weil sie sie braucht. Einfach damit der Rucksack schwerer ist. Der Atlas ist am wichtigsten, aber auch *Blickfeld Deutsch* ist schwer und darf nicht fehlen. Genau wie alle fünf Mathebücher – von der elften Klasse bis zum vierten Semester. Wirklich joggen kann sie unter der Last nicht – drei Schritte laufen, zwei Schritte gehen. Der Rucksack liegt schwer auf dem Rücken und schlägt bei jedem der flachen Sprünge aufs Steißbein auf. Genau dort, wo der Gürtel die Jeans hält. Die Stelle ist wundgerieben und offen, blutet. Schmerzen empfindet sie kaum. Das größere Problem ist es, die Wunde bei den wöchentlichen Wiegeterminen beim Arzt zu verstecken. Außerdem muss sie die Blutflecke aus der Kleidung herauswaschen, bevor sie sie in den Wäschekorb legt. Wie sollte sie ihrer Mutter das Blut erklären?

Lea ist schon lange außerstande, nach draußen aufs Land zum Pferd zu fahren. Außerdem: Den Hof in Mertensdorf gibt es nicht mehr. Die Gruppe vom Hof auch nicht mehr wirklich. Die alternativen Ställe sind alle lediglich Übergangslösungen. Ihre Eltern geben ihrem Drängen und Bitten nach und holen

Joschy nach Berlin. Auch hier wird sie immer wieder den Stall wechseln – aber am längsten und immer mal wieder steht das Pony auf der Ponyfarm Kladow.

Sie spürt die Blicke, wenn sie über den Hof stakst. Die Reithose hängt an ihr herunter, ist viel zu groß und ausgebeult.

Es ist Winter, es ist bitterkalt, und Lea friert erbärmlich – obwohl sie zwei Strumpfhosen, Skiunterwäsche und mehrere Pullover trägt. Sie reitet nicht mehr regelmäßig. Und wenn, dann ohne großen Enthusiasmus. Ist mit den Gedanken nie im Hier und Jetzt, nie bei ihrem Pferd – sondern beim Essen beziehungsweise Nicht-Essen.

Was hat sie gegessen?

War es zu viel oder zu wenig?

Was wird sie essen?

Wann wird sie essen?

Wie wird sie essen?

Wird sie überhaupt essen? Und wenn ja, wie viel?

Dazu kommt: Sich draußen aufzuhalten verlangt ihr alle Kraft ab. Ihr ist so kalt, dass sie ihre Finger und Zehen nicht mehr spürt, kaum mehr richtig gehen und greifen kann.

Sie hält sich auf dem Pferd – irgendwie. Aber wäre Joschy nicht ein absolutes Verlasspony und würde viele Situationen selbstständig lösen und entschärfen – es hätte schon mehr als einen Unfall gegeben. Joschy hat einen fantastischen Bergaufgalopp. Aber auch der starke Trab hat Lea immer ganz stolz gemacht auf ihr Pony. Beides ist für sie nicht mehr zu sitzen – zu schmerzhaft. Sie spürt jeden Tritt, sitzt sie doch mit den blanken Gesäßknochen im Sattel. Die harten Schläge kommen ungefedert, ihr fehlt die Kraft in den Beinen, um sich ruhig im Sattel zu halten. Meist steigt sie nach zwanzig Minuten schon wieder vom Pferd. Ihr ist eisig kalt, ihr ist schlecht, und ein nebliger Schwindel packt sie. Manchmal verschiebt sich die Realität wie in einem fiebrigen Traum. Sie hat das Gefühl, ein paar Zentimeter über dem Boden zu schweben. Merkt zwar, dass sie die Stallgassen entlangläuft, spürt es aber nicht wirklich. Nicht den Kontakt zum Boden, nicht ihr Pferd neben sich. Ein leichtes Kopfwenden reicht aus, um das Gleichgewicht zu verlieren. Sie muss sich stark darauf konzentrieren geradeaus zu laufen, nicht zu taumeln oder zu stolpern. Sie muss wachsam sein, denn sie hat das Gefühl, alles ein wenig verzögert wahrzunehmen.

Lea wiegt 27,1 kg, hat einen BMI[1] von 9,9.

Selbst zu Hause in der Wohnung friert sie erbärmlich. Auf dem Bett liegen zwei Decken und die Tagesdecke, nachts trägt sie lange Hosen, Wollsocken und einen Pullover. Wenn sie sich erlaubt zu sitzen, kauert sie an der Heizung, die Hände ums Heizungsrohr geklammert. Auch drinnen in der Wohnung trägt sie ihre Skihose und meistens eine Mütze.

Weihnachten wird zur Katastrophe. Traditionell feiert die ganze Familie gemeinsam in Bremen, bei der Großmutter mütterlicherseits. Was all die Jahre Vorfreude und Erwartung geweckt hat, tangiert Lea nicht mehr: Die Fahrt von Berlin in die Hansestadt – das Auto vollgestopft mit Geschenken. Die

---

1 – *Body-Mass-Index: Maßzahl zur Bewertung des Körpergewichts in Relation zur Körpergröße. Ein BMI von 18,5 gilt bei jungen Frauen in der Regel als Richtwert für die Grenze zwischen Normal- und Untergewicht.*

Ankunft im Haus ihrer Oma, die sich so sehr freut, die Enkel wiederzusehen. Der Baum, der schon geschmückt im Wohnzimmer steht, den sie aber noch nicht sehen dürfen, denn für die Kinder ist das Wohnzimmer bis zum Abend tabu. Dann das Warten darauf, dass der Rest der Verwandtschaft eintrudelt – ihr Onkel mit seiner Frau und ihre Tante mitsamt Familie. Ihre kleine Cousine und ihr kleiner Cousin – zu viert heizen die Kinder durchs Haus, warten gespannt darauf, dass es endlich Abend wird.

Anders in diesem Jahr. Lea will nicht, will nichts von alledem. Sie ist abweisend, launisch, unzugänglich. Lässt niemanden an sich heran. Abends am Essenstisch bringt sie das Fass zum Überlaufen. Der Druck, unter dem sie seit Tagen steht, entlädt sich. Sie ist gehässig, gibt Widerworte, äußert sich abfällig über ihre Großmutter und über die zubereiteten Speisen. Sie verweigert die Nahrung und zerdrückt sie zu einem unappetitlichen Brei auf ihrem Teller. Die Situation eskaliert. Sie wird nach oben geschickt – verbringt den restlichen Abend weinend in ihrem Zimmer.

Wieder ist es ihre Mutter, die zu Lea hochkommt, versucht, sie zu beschwichtigen und dazu zu überreden, etwas zu essen – um anschließend mit nach unten kommen zu dürfen, zu den andern und zum Weihnachtsfest. Aber Lea will nicht, sie kann nicht. Wieder einmal hat sie sich schon zu sehr in eine ihrer ausweglosen Hysterien hineingesteigert, aus der es kein Entkommen gibt. In diesem Zustand gibt es kein Zurück. Ein Stopp, ein Überdenken und Umkehren, das schafft sie nicht. Sie ist nicht zu beruhigen, wird immer hysterischer. Diese Anfälle enden erst, wenn sie Stunden später vor Erschöpfung einschläft. Am nächsten Morgen schämt sie sich.

Oder sie verdrängt, was vorgefallen ist, tut, als wäre nie etwas geschehen.

An diesem Weihnachten ist sie nicht bei der Bescherung dabei. Sie will keine Weihnachtsstimmung, sie will keine Geschenke – sie will nicht essen müssen! Sie verdirbt allen das Weihnachtsfest. Und sie jagt den Kleinen gehörige Angst ein. Wie erklärt man Kindern, was mit diesem Mädchen vor sich geht? Was sie quält, was sie umtreibt und warum sie sich so verhält? Lea bittet niemanden um Verzeihung für ihr Benehmen. Sie schaut niemandem mehr aufrichtig in die Augen. Sie schämt sich, kann aber nicht aus ihrer Haut. Wie so oft will sie einfach nur weg, einfach nur nach Hause, sich verkriechen. Nicht funktionieren müssen, sich anderen Menschen gegenüber nicht verhalten müssen. Sich einfach nur um sich selbst drehen dürfen, die eigene Unzulänglichkeit, die Magersucht.

Ernsthafte Selbstreflexion ist nicht möglich. Dafür beherrscht die Krankheit einen zu großen Teil ihrer Gedanken. Mitunter nimmt Lea sich als zwiegespalten wahr. Realisiert den kranken Teil in sich und ahnt den gesunden. Allzu häufig kommt das allerdings nicht vor. Meistens ist sie nicht einmal in der Lage, drei Meter voraus zu denken. Ist völlig gefangen in einem Wahn, in ihrem Selbsthass und in Gedanken, die sie peinigen. Der Kontakt zu anderen Menschen ist verloren gegangen. Nichts und niemand kann sie mehr berühren – im wahrsten Sinne des Wortes. Zwischenmenschliches nimmt sie nicht mehr wahr. Körperkontakt versetzt sie in Panik, Unterhaltungen will und kann sie nicht führen. Über ihre Gefühle sprechen? Sie weiß doch noch nicht einmal selbst, was sie fühlt!

Sie will es nicht wissen. Scheut jeden Versuch, auch nur in die Nähe ihrer wahren Gefühle zu schielen. So lange da die Beschäftigung mit dem Essen/Nicht-Essen ist, so lange kann Lea alles andere erfolgreich verdrängen. Der Kontakt zu den Eltern ist beherrscht von Konflikten – von ihrem Bruder hat sie sich komplett zurückgezogen. Sie weiß nicht, wie sie sich ihm gegenüber verhalten soll. Sie blamiert sich tagtäglich vor ihm, was soll sie da noch groß sagen … Es ist der eigene Bruder – aber sie ist unberechenbar und fremd für ihn. Als Kinder waren sie ein unschlagbares Team.

Natürlich gab es Zankereien, aber die gibt es nun mal unter Geschwistern. Sie konnten stundenlang gedankenverloren miteinander spielen, und wenn es gegen die Eltern ging, standen sie kompromisslos zueinander. Es gibt keinen Neid zwischen ihnen, und sie verteidigen sich gegenseitig bis aufs Blut. Dem ist immer noch so, aber wohl eher aus einer tief empfundenen Loyalität heraus als aus Gefühlen, die gelebt werden. Ihre Gedankengänge sind ihm fremd, er findet keinen Zugang mehr zu ihr. Was genau er ihr gegenüber empfindet, weiß sie nicht. Bekommt so oder so nur sehr wenig mit von seinem Leben – sie ist zu sehr beschäftigt mit sich selbst. Erst Jahre später wird Lea bewusst, wie sehr das alles ihn beeinflusst und geprägt haben muss. In seinem Bücherregal stapelt sich die Fachliteratur zum Thema Essstörungen. Er führt immer wieder Beziehungen mit Mädchen, die hilfsbedürftig sind oder so wirken. Die ein geringes Selbstwertgefühl haben und psychisch äußerst labil sind.

Und auch im Nachhinein ist die Beziehung zwischen ihnen diktiert von Leas Unvermögen, sich adäquat auszudrücken und zu verhalten. Er, für den die Familie absolut oberste Priorität hat, zeigt ihr wieder und wieder, wie wichtig sie ihm ist. Wie gern er mehr Zeit mit ihr verbringen würde und wie sehr er sich die innige, geschwisterliche Beziehung von früher zurückwünscht. Sie dagegen ist gefangen in einem Zwiespalt: Sie sieht seine Bemühungen, würde gern auf ihn zugehen, ihm etwas zurückgeben können. Aber sie schafft es nicht. Schafft es nicht aus ihrer Haut – ihr Streben nach Autonomie, ihre Fokussierung einzig und allein auf die eigene Person, macht es ihr unmöglich. Erschwert den Kontakt zu anderen Menschen – beim eigenen Bruder jedoch ist es besonders schmerzlich.

Wieder ist ein Jahr vergangen, in dem sich nichts gebessert hat, in dem Lea weiter gehungert hat. Ein weiteres, verschwendetes Lebensjahr. Sie schmeißt ihr Leben weg, tritt es mit Füßen.

Noch ist es Winter. Sie ist auf dem Weg zum Stall. Das glatte Profil der Reitstiefel findet auf der vereisten Landstraße keinen Halt – sie rutscht weg und stürzt. Ein älteres Ehepaar, das vorübergeht, fragt, ob sie Hilfe braucht. »Nein!« Himmelherrgott, warum denken ständig alle, dass sie so hilfsbedürftig sei?

Das Putzen und Satteln fällt ihr schwer, und die Stellung und Biegung ihres Ponys gelingt ihr auf der linken Hand nicht gut. Auch die Tage darauf wird es nicht besser. Der linke Arm ist taub, kribbelt unangenehm und schmerzt. Mit der Hand kann sie nicht richtig zugreifen, und wenn sie den Arm anheben möchte, muss sie mit der rechten Hand nachhelfen. Sie versucht, sich nichts anmerken zu lassen. Sie legt den linken Arm in der Tasche ihrer Sweatshirtjacke ab, um zu verbergen, dass sie ihn nicht bewegen kann, und versucht, die Schmerzen zu unterdrücken. Aber sie ist so furchtbar langsam beim Anziehen, beim Duschen und natürlich beim Essen, dass ihre Eltern aufmerksam werden. Sie schafft es nicht, sich ihre Schuhe zuzubinden, und den Schulranzen zu schultern ist ein fast unmögliches Unterfangen. Ihre Eltern werden misstrauisch und drängen sie dazu, beim Orthopäden vorstellig zu werden. Sie hat sich den Arm gebrochen. Ein zweifacher Oberarmbruch.

Ja, der Knochenbruch ist auf die Mangelversorgung und Leas Untergewicht zurückzuführen. Und ja, sie schadet ihrem Körper mit der Hungerei. Aber dieses Wissen führt zu keinerlei Einsicht. Der Arzt zuckt mit den Schultern und meint, sie könne froh sein, dass es glatte Bruchstellen sind. Er prophezeit ihr weitere Knochenbrüche, aufgrund ihrer Mangelernährung. Das erzählt sie zu Hause selbstverständlich nicht und versucht, es auch für sich so schnell wie möglich zu verdrängen.

So einfach kommt sie jedoch nicht davon, das Ereignis hat ein Nachspiel. Es reicht! Leas Eltern haben genug. Sie müssen tagtäglich mit ansehen, wie die eigene Tochter sich zu Tode hungert. Wie sie einen Suizid auf Raten begeht.

Ihre Eltern erhöhen den Druck. Sie drängen zu einer Entscheidung, setzen ein Ultimatum. Entweder Lea isst den Teller leer, der vor ihr steht – ohne Ausnahme und ohne mit dem Essen zu spielen –, oder sie packt ihre Tasche für einen Klinikaufenthalt. Sie meinen es ernst, bitterernst. Lea fehlt die Kraft, sich zu wehren, den Widerstand weiterhin aufrechtzuerhalten. Sie weint aus Verzweiflung und vor Trauer. Trauer empfindet sie eigentlich nur sehr selten. Meist herrscht ein Gefühl der Leere in ihr. Oder sie verspürt Wut. Wut und Hass – vor allem gegen sich und auf sich selbst. Wenn sie nicht wütend oder hasserfüllt ist, dann ist sie innerlich vollkommen leer, dann ist alles egal. Aber nun sitzt Lea zusammengekauert auf der Kante ihres Betts, den gebrochenen Arm in einer Schlinge dicht an ihren Körper gebunden, und empfindet eine bitterliche Trauer, die alles andere in ihrem Kopf verstummen lässt.

Sie nehmen ihr ihre Magersucht weg. Sie werden sie zwingen, so viel zu essen, dass sie zunimmt und dick wird. Sie werden ihre Magersucht ausmerzen und nehmen ihr damit alles, was sie noch hat. Sie berauben sie ihrer Identität. Sie reißen sie in Stücke und lassen sie dann, verletzlich und angreifbar, alleine in dieser lauten Welt zurück. Ohne Schutz und ohne ein Ich. An die Magersucht kann Lea sich klammern – die Magersucht hält sie zusammen, gibt ihrem Dasein ein Gefüge. Ohne ihre Essstörung ist sie ein Nichts. Sie ist nichts, sie kann nichts, und sie will nichts anderes sein als essgestört.

Ihre Eltern nutzen ihre Schwäche aus. Egal wie Lea sich entscheidet – sie setzen ihr die Pistole auf die Brust, zwingen sie dazu, sich ihr eigenes Grab zu schaufeln. Sie kann nicht mehr, sie erwischen sie in einem ihrer schwächsten Momente. Wut steigt in ihr auf, aber Lea ist zu kraftlos, um sich in einen zornigen Anfall hineinzusteigern. Sie knickt ein.

Sie will nicht in die Klinik, auf gar keinen Fall! Nichts kann sie dazu bewegen, noch einmal in der Charité vorstellig zu werden. Also wagen sie einen weiteren Versuch zu Hause. Aber es werden andere Saiten aufgezogen. Regelmäßige Mahlzeiten, die Portionen so groß, dass Lea zunehmen wird. Kontrolle während des Essens – weglassen und wegschmeißen sind keine Optionen mehr. Einmal die Woche muss sie morgens zum Wiegen in die Arztpraxis. Auf Anraten der Internistin wird Fresubin gekauft, sogenannte Astronautenkost – Flüssignahrung mit bis zu 2 kcal/ml. Sie geht nur noch verkürzt zur Schule, ist ab der fünften Stunde vom Unterricht befreit. Sie soll sich nicht zu sehr verausgaben, vor allem aber mittags pünktlich etwas Warmes essen.

KAPITEL 5

WEG, NUR WEG

Sie schämt sich vor ihren Mitschülern, denen die Sonderbehandlung natürlich nicht entgeht. Sie fragen, warum Lea ständig früher nach Hause geht. Als sie nicht weiß, was sie antworten soll und stumm bleibt, fangen ihre Klassenkameraden an, in ihrer Anwesenheit über sie zu reden, als wäre sie nicht da. Das macht alles natürlich noch viel schlimmer.

In der ersten großen Pause muss sie eine Flasche Fresubin trinken. Aus Angst, das Wiege-Ergebnis zu verfälschen und infolgedessen noch mehr essen zu müssen, traut sie sich nicht, die Nahrung wegzuschütten. Es ist ihr peinlich, vor ihren Mitschülern etwas zu essen beziehungsweise zu trinken – sie versteckt sich hinter einer Tür oder in einer Ecke des Pausenhofs. Die braune Glasflasche umwickelt sie mit einer Tüte, damit keiner sie sieht. Die Tüte mit der leeren Flasche in der Hand, ist sie auf dem Weg zum nächsten Papierkorb, als Frau Gläser mit einer Gruppe Mädchen an ihr vorbeikommt. »Was ist das, was du da hast? Lea, trinkst Du etwa Bier?« Vor Scham schießt ihr die Röte ins Gesicht. Jetzt muss sie vor versammelter Mannschaft erklären, was genau sie da trinkt. Und nein, es ist kein Bier. Obwohl die Flasche entfernt danach aussieht. Frau Gläser ist beruhigt, ermuntert sie, weiter dieses Zeug zu trinken und zuzunehmen. Ihre Klassenkameraden stehen stumm daneben, schauen sie neugierig und ungeniert an.

Die Mahlzeiten fallen Lea unheimlich schwer, da sie weiß, dass sie zunehmen wird – sie hält es nicht aus in ihrem Körper, der zum Zunehmen gezwungen ist. Sie hasst sich dafür, dass sie isst. Permanent isst – ohne Pause, zu viel, zu oft! Sie ekelt sich. Sie weiß nicht wohin mit sich und mit diesen Gefühlen. Nichts ist schlimmer als dieses Völlegefühl. Dieser Druck, der sich in ihr aufbaut und der kein Ventil findet. Lea möchte hungern dürfen. Sie möchte das beruhigende Gefühl des Hungers spüren dürfen, das alles andere verdrängt. Richtiger Hunger ist es schon lange nicht mehr, den hat sie sich erfolgreich abtrainiert. Es ist eher dieses Gefühl der Leichtigkeit. Ein vibrierendes Zittern, das ihren Körper erfasst. Das sich wie Watte in den Gliedmaßen ausbreitet und ihr das Gefühl gibt, als würde sie schweben. Auch ihr Kopf ist dann ganz leicht, und es ist angenehm ruhig in ihm. Alle quälenden Gedanken verstummen. Die Reize, die von außen auf sie einprasseln, sind gedämpft, nichts berührt sie mehr wirklich. Sie ist ganz in ihrer Welt. Nur dort ist sie geschützt vor äußeren Einflüssen, die sonst permanent und ohne Gnade nach Aufmerksamkeit verlangen, und geschützt vor den Bewertungen anderer. Dort, in ihrer Welt, ist alles gut, und sie kann so etwas wie Frieden finden.

Nicht so, wenn Lea gezwungen wird, ständig Dinge in sich hineinzustopfen. Nicht nur die negativen Gefühle, die durch das Essen an sich entstehen, peinigen sie – auch sonst ist sie anfällig für all das, was ihre selbstkritischen Gedanken nur zu gern aufgreifen. Es gibt keine Stopp-Taste mehr. Dadurch, dass sie nicht hungern darf, hat sie keine Bewältigungsstrategie mehr, um ihrer Gefühle Herr zu werden.

Durch die regelmäßigen Mahlzeiten, die ihr vorgesetzt werden und die sie gezwungen wird zu essen, hat Lea zugenommen. Sie fühlt sich dick, ekelerregend fett. Sie hat das Gefühl, als könnte sie jeden Moment aus ihrem Körper platzen, spürt das Fett förmlich, dass ihre Haut spannt. Sie spürt Fett an ihren Oberschenkeln, an ihrem Bauch, an den Armen und im Gesicht. In den Spiegel oder an ihrem Körper herab kann sie nicht schauen, hat panische Angst davor, was sie erblicken würde. In Dauerschleife tönt ihr Selbsthass ohrenbetäubend laut durch ihren Kopf, ohne dass sie die Möglichkeit hat, ihn zum Schweigen zu bringen.

Was ihr bleibt, ist der Bewegungsdrang. Lea ist unruhig, ständig unterwegs, immer in Bewegung. Stehen statt sitzen, jeden Umweg mitnehmen, der sich ergibt. Eine Nacht, nach einem Abendessen, das ihr ganz besonders lange nachhängt, verbringt sie stehend neben ihrem Bett. Alle 15 Minuten macht sie zehn Kniebeugen. Die Stunden ziehen sich quälend in die Länge, es gibt keinerlei Ablenkung von den Gedanken, die sie martern. Alles, was sie möchte, ist ihnen zu entkommen. Sie zum Schweigen zu bringen, sich hinlegen und endlich schlafen zu dürfen. Aber genau das verbieten ihr diese Gedanken. Die Stimme der Essstörung hält Lea wach, hält sie aktiv. Denn erst, wenn sie ganz sichergehen kann, dass sie genügend Kalorien verbrannt hat, darf sie sich eine Pause gönnen und ihrer Schwäche nachgeben.

Einige Wochen später erneut. Beim Abendbrot gibt es erbitterten Streit über eine Käsescheibe, die sie essen soll. Sie weigert sich vehement, denn sie ist der festen Überzeugung, dass die Scheibe dicker ist als die Scheiben, die sonst auf dem Brot liegen. Dazu hat dieser Käse weniger Löcher als der, den sie sonst isst. Ihre Eltern verbitten sich solche Diskussionen, und sie zwingen Lea dazu, ihr Käsebrot zu essen.

Jetzt ist sie voll panischer Wut, Zorn und Hass – sie rast innerlich, kann sich aber nicht wehren. Auch allein in ihrem Zimmer kommt sie nicht zur Ruhe. Sie muss raus, sie muss weg hier. Keine Sekunde länger hält sie es hier in diesem Gefängnis aus. Leise schleicht sie sich über den dunklen Flur und durchs hintere Treppenhaus nach unten auf den Hof.

Frische Luft! In der kühlen Nachtluft kann sie endlich frei atmen. Ein Zittern läuft durch ihren Körper, und sie schaut dankbar hoch, in den sternenklaren Himmel. Endlich – sie kann laufen. Mit jedem Schritt, der sie weiter von der Grolmanstraße wegführt, fühlt sie sich befreiter, leichter. Die Anspannung fällt langsam von ihr ab. Sie läuft den Ku'damm entlang. Erst hoch bis zum Halensee, dann wieder zurück Richtung Gedächtniskirche. Dreimal läuft sie diese Route, bis es Mitternacht ist. Sie friert, ist müde und völlig erschöpft. Was zunächst ein Gefühl der Befreiung war und ihr guttat, ist umgeschlagen in den zwanghaften Drang, weiter in Bewegung zu bleiben. Sie ist ihrem Gefängnis entkommen, muss jede freie Minute nutzen, um Kalorien zu verbrennen. Es nicht zu tun, sich auszuruhen oder zurück nach Hause und ins Bett zu gehen – die Essstörung verbietet es. Nach Hause will Lea nicht, darf sie nicht. Alles ist besser, als wieder diese Enge und diese Ausweglosigkeit zu spüren, die das permanente Essen und das Zunehmen in ihr auslöst. Zudem hat sie keinen Wohnungsschlüssel dabei. Wenn sie klingelt, würde sie ihre Eltern wecken. Sie würde riskieren, dass auffliegt, wie lange sie draußen herumgelaufen ist. Es gäbe großen Ärger, und sie müsste essen, um die verbrannten Kalorien wieder aufzuholen. Nach Hause, das ist völlig ausgeschlossen. Alles, nur nicht essen müssen!

Lea landet am Bahnhof Zoo. Drückt sich, um sich aufzuwärmen, im Zeitschriftenladen zwischen den Regalen herum. Bis der Laden schließt. Die S-Bahn wäre eine Option, zur Ringbahn und dann endlos im Kreis. Aber sie hat weder Fahrkarte noch Geld dabei und Angst vor einer nächtlichen Kontrolle. Im Bahnhofsgebäude sind nur noch Obdachlose unterwegs. Mit ihren Tütenbergen und Einkaufswagen belagern sie die Bänke in der Haupthalle. Fast eine Stunde steht Lea an die Wand gelehnt und beobachtet die Situation. Bis am Ende einer Bank, mit reichlich Abstand zu einem schlafenden alten Mann, ein Platz frei wird. Endlich kann sie sitzen, sich ein wenig ausruhen. Ihre Beine brennen, und ihr Körper fühlt sich an, als hätte er keine äußeren Begrenzungen. Schwach, ohne Konturen, ohne Widerstandskraft. Sie ist todmüde und völlig erschöpft. Von ihrem Platz aus hat sie die große Bahnhofsuhr gut im Blick. Halb drei Uhr nachts. Sie zieht ihre Jacke fester um sich und den Kopf zwischen die Schultern. Die paar Stunden, die schafft sie auch noch, und wie es morgen früh weitergeht, das sieht sie dann. Die Augen fallen ihr zu.

Lea wird von zwei Beamten geweckt. Die Polizisten stehen vor ihr – breitbeinig, die Hände auf dem Rücken verschränkt und mit einem skeptischen Blick. Warum sie hier sei und nicht zu Hause, wollen sie wissen. Ob sie Hilfe brauche und von wo sie ausgebüxt sei. Der längere Aufenthalt im Bahnhofsgebäude sei untersagt. Sie müsse, wie alle anderen auch, die Bank jetzt räumen. Sie solle doch aufhören mit dem Unsinn und nach Hause gehen …

Lea hat sich furchtbar erschrocken, als sie aus dem Schlaf gerissen wurde und die beiden Männer vor sich stehen sah. Sie ist verunsichert und schämt sich – sie weiß, was für einen lächerlichen Eindruck sie machen muss. Sie ist verstummt, bringt keinen einzigen Ton hervor, nickt nur wiederholt und will fort. Schon nach dem ersten Satz möchte sie aufspringen und davon, aber die beiden Männer hören nicht auf, sie zu belehren. Haben sich so vor ihr aufgebaut, dass sie nicht einfach entkommen kann.

Es ist sechs Uhr morgens. Nach Hause kann sie nicht – es würde erneut einen riesigen Streit geben. Vielleicht würden die Eltern einen Schlussstrich ziehen, sie in die Klinik einweisen lassen. Noch zwei Stunden, bis die Schule beginnt. Da sie kein Geld für eine Busfahrkarte hat, läuft sie zur Schule. Damit vergeht die Zeit, und sie ist abgelenkt.

Es ist Projektwoche. Jeder Tag eine große Mottoparty. Lea ist die Einzige, die ohne Kostüm zur Schule kommt. Aber das wundert schon niemanden mehr. So oder so wird sie von niemandem mehr wirklich beachtet. Sie ist halt irgendwie da – oder auch nicht. Kein Mensch fragt mehr nach, wenn sie schon wieder fehlt. Sie beteiligt sich kaum am Unterricht und fällt lediglich durch ihr sonderbares Gebaren auf. Die Mitschüler tolerieren sie, aber niemand spricht mehr direkt zu ihr. Warum auch? Sie antwortet ja eh nicht. Sie ist kaum mehr in der Lage, sozial zu interagieren, hat den normalen zwischenmenschlichen Kontakt verlernt. Sie kann sich nicht in die Welt der anderen hineinversetzen – genauso wenig, wie andere ihre Denk- und Handlungsweise nachvollziehen können.

Nach der Schule ist das Schwarzfahren Leas geringstes Problem. Sie ist übernächtigt und hat seit zwanzig Stunden nichts gegessen oder getrunken. Ihr Kopf schmerz höllisch, und sie hat panische Angst, wie das alles enden wird. Ihre Eltern werden in der Zwischenzeit mitbekommen haben, dass Lea heute Nacht nicht in ihrem Bett geschlafen hat. Vielleicht suchen sie sie, oder sie haben den Sozialpsychiatrischen Dienst eingeschaltet. Bisher sind die beiden nie den Schritt gegangen, sie entmündigen zu lassen, aber angedroht haben sie es bereits mehrfach. Würde Lea entmündigt werden, gäbe es kein Zurück. Ihr Leben lang würde sie unter dem Diktat eines ihr zugewiesenen Betreuers stehen – der sie, in Anbetracht ihres Zustands, als erste Amtshandlung zwangseinweisen würde. Sehr wahrscheinlich in die Geschlossene. Aus der geschlossenen Abteilung einer Psychiatrie entlassen zu werden, das kann einige Zeit dauern. Sie wäre für einen ziemlich langen Zeitraum außer Gefecht gesetzt. Ihres freien Willens und ihrer Autonomie beraubt.

Lea fährt zum Stall, zu Joschy. Zum einen weiß sie nicht, wohin mit sich, zum anderen sehnt sie sich nach Trost. Sie sehnt sich nach etwas, das ihr vertraut ist, das Wärme spendet und ihr Halt gibt. Und genau das ist Joschy – irgendwo vergraben unter der Magersucht. Die Stute mit ihrem hübschen Ponykopf und dem ehrlichen, aufrichtigen Charakter ist ihr Ruhepol und ihre Zuflucht. Sie ist ihre Hoffnung und die schmerzvolle Erinnerung an eine heile Welt.

Im Stall angekommen, läuft sie ihrer Mutter in die Arme, die sie dort abgepasst hat. Es gibt keinen Ärger. Zumindest keinen großen, die Eltern schieben sie nicht in die Klinik ab, und sie übergeben sie auch nicht dem Sozialpsychiatrischen Dienst. Ihre Eltern sind einfach nur froh, dass sie heil zurück nach Hause kommt und dass ihr nichts geschehen ist.

Die Konflikte zu Hause nehmen drastisch zu. Kein Tag vergeht, an dem nicht lautstark gestritten wird. Vorranging natürlich über das Essen und über ihr Benehmen am Tisch. Über die Unzumutbarkeit, ihr beim Essen und Stochern zuzusehen. Ihr Wunsch danach, wegzukommen, alldem zu entfliehen, wird immer stärker. Er beherrscht alles. Sie will weg, nur weg! Weg von zu Hause, der Kontrolle entkommen.

An einem frühen Nachmittag im Februar marschiert Lea, ohne noch einen zweiten Gedanken daran zu verschwenden, ins Sekretariat des Walther-Rathenau-Gymnasiums. An der verblüfften Sekretärin vorbei und direkt ins Zimmer des stellvertretenden Schuldirektors, Herr Winkler. Er ist ihr Chemielehrer, kennt sie daher bereits aus dem Unterricht. Auch er ist erstaunt über ihr Erscheinen, so ganz ohne Termin. Bittet sie aber, sich zu setzen, und fragt nach ihrem Anliegen. Sie möchte sich gern von der Schule abmelden. Hier und jetzt – an Ort und Stelle.

Sie möchte was bitte? »Lea, das kann doch nicht dein Ernst sein. Warum denn um alles in der Welt? Es gibt für alles eine Lösung – ist etwas geschehen?« Nichts ist geschehen. Sie will einfach nur nie wieder zur Schule gehen müssen. Keinen einzigen Tag hält sie es mehr aus. Sie will nicht mehr sitzen müssen, statt sich bewegen zu können. Sie will nicht mehr an Berlin, an die Grolmanstraße und an ihre Eltern gefesselt sein. Sie will nicht mehr essen müssen. Sie will nur weg!

Doch wohin? Wohin will Lea gehen? Wo ginge es ihr besser? Ihr ist nicht im Geringsten bewusst, dass sie im Grunde nur vor sich selbst flüchtet. Dass sie davonläuft vor etwas, das an ihr haftet wie Pech. Wo sie auch hingeht, die Essstörung wird ihr folgen. Es ist eine Symbiose. Lea kann nicht ohne ihre Magersucht, und die Magersucht braucht sie als ihren Wirt. Noch weiß Lea nichts von dieser Abhängigkeit. Sie ist naiv und durch und durch krank, der Magersucht hörig. Erst im Laufe der Jahre, nach jeder weiteren Enttäuschung und jeder weiteren Niederlage, wird ihr klar werden, dass es sich ganz so verhält wie schon Goethe es einst in einem seiner Werke ausgedrückt hat: Sie hat ihre Seele an den Teufel verkauft. Mephisto betrat in Gestalt der Magersucht die Bühne ihres Lebens.

Lea möchte ein Praktikum machen – auf einem Pferdehof. Von morgens bis abends im Stall unterwegs, immer in Bewegung. Einzig und allein das zählt. Für sie ist es beschlossene Sache! Herr Winkler redet noch eine Weile auf sie ein und schlägt eine Bedenkzeit vor, die sie kommentarlos verstreichen lässt. Auch ihre Eltern reden auf sie ein – vergebens. Sie ist 18 Jahre alt. Es ist allein ihre Entscheidung, ob sie weiterhin den Unterricht besucht und ihr Abitur macht oder ob sie die Schule abbricht. Keine drei Tage später ist sie offiziell keine Schülerin mehr.

Sie dürfe jederzeit zurück an die Walther-Rathenau kommen, Herr Winkler betont es mehrfach. *Danke, kein Interesse.* Sie bricht die Schule ab, ein gutes Jahr bevor sie das Abitur schreiben würde.

Wie so vieles im Zusammenhang mit ihrer Magersucht wird sie auch diesen Schritt im Nachhinein bereuen. Das

Walther-Rathenau-Gymnasium ist eine hervorragende Schule. Mit kompetenten und engagierten Lehrern, die tollen Unterricht machen. Aber auch das tritt sie mit Füßen, weiß es nicht zu wertschätzen.

Ihre Eltern sind überrascht und überfordert mit ihrem Entschluss. Sie versuchen, sie mit allen Mitteln umzustimmen – aber vergebens. Nichts in der Welt kann sie von ihrem Vorhaben abbringen. Die Magersucht ist stark, sie fordert bedingungslosen Gehorsam. Und Lea, sie bleibt ihrer Krankheit treu ergeben. Eine tief empfundene Loyalität, die keine Grenzen kennt.

Sie sucht nach einem Hof und wird in der Lüneburger Heide fündig. Dort würde man sie gern als Praktikantin nehmen. Am Abend, bevor sie abreist, kommt ihr Bruder in ihr Zimmer. Er kuschelt sich zu ihr ins Bett und fängt an zu weinen. Er wolle nicht, dass sie geht. Sie solle hierbleiben. Schon als er plötzlich in ihr Bett gekrabbelt kommt, versteifen sich Leas Glieder krampfhaft. Mit jeder Faser ihres Körpers ist sie auf Abwehr gepolt. Sie will nicht, dass er in ihrem Bett liegt. Sie will nicht, dass er ihr so nahe kommt, dass er so dicht neben ihr liegt. Sie hat furchtbare Angst, dass sich ihre Körper berühren könnten.

Dass er nun auch noch weint und was er da sagt, das macht die Lage nur noch schlimmer. Sie ist überfordert mit der Situation, weiß nicht, was sie antworten soll. Sie weiß nicht, wie sie sich verhalten soll angesichts seiner Gefühle. Irgendwie tröstend, das wäre in diesem Moment sicher angebracht. Aber alles, woran sie denken kann, ist, dass er gehen soll. Dass er Abstand halten soll und dass er gefälligst aufhören soll zu weinen.

Am nächsten Morgen macht Lea sich, mit zwei großen schweren Reisetaschen als Gepäck, auf den Weg und kommt gegen Nachmittag auf dem Hof in Niedersachsen an. Es ist ein Hof wie so viele andere. Ein altes Bauernhaus, in dem die Hofbesitzer leben, ein Stall für die Pferde und einige kleinere Nebengebäude, in denen die Sattel- und Futterkammer liegen. Dazu eine Remise für einen kleinen Traktor. Sie arbeitet gegen Kost und Logis und lebt gemeinsam mit den Eigentümern des Hofes im Haupthaus. Auch die Mahlzeiten werden gemeinsam eingenommen. Aber wie vorherzusehen, ist auch hier das Essen innerhalb kürzester Zeit Thema Nummer eins. Die Hofbesitzer sind schockiert darüber, wie Lea aussieht und reagieren mit Unverständnis darauf, dass sie so gut wie nichts isst. Sie isst kaum etwas von dem, was auf den Tisch kommt – es ist zu fettig, zu deftig. Natürlich glaubt ihr keiner auch nur ein Wort, als sie all die Lebensmittelunverträglichkeiten und Allergien aufzählt, die sie scheinbar hat.

Das »Praktikum« ist nach gut einer Woche beendet. Sie flüchtet erneut. Vor den bohrenden Fragen, dem Drängen und der angespannten Situation am Essenstisch. Warum können die Leute sie nicht einfach in Ruhe lassen? Warum mischt sich ständig jedermann ungefragt in ihr Leben ein?

Lea verlässt den Hof. Aber nach Hause … nein, unter keinen Umständen. Sie schämt sich und kann sich ihr Scheitern nicht eingestehen. Sie findet einen anderen Hof, der eine Stallhilfe sucht, und zieht mit all ihrem Gepäck weiter. Was auch immer sie glauben lässt, dass es auf dem zweiten Hof anders beziehungsweise besser werden würde – der Glaube daran ist stark und lässt alle kritischen Stimmen verstummen. Den Kontakt zu ihren Eltern hat sie fast komplett abgebrochen. Sie ist niemandem Rechenschaft schuldig außer sich selbst. Und das vermeidet sie tunlichst.

Wie nicht anders zu erwarten, endet auch der Aufenthalt auf dem zweiten Pferdehof abrupt und unschön. Auch hier fällt sie unangenehm auf durch ihr Gebaren und vor allem durch ihr kritisches Untergewicht. Sie wird immer wieder zur Rede gestellt und flüchtet sich in Notlügen. Nach gut vier Wochen wird ein Schlussstrich gezogen. Es heißt erneut: Koffer packen und abreisen.

Nicht nur im Kopf ist Lea völlig bewegungsunfähig – auch das viele Gepäck, dass sie ständig mit sich schleppt, lässt sie verzweifeln. Sie kann die schweren Taschen kaum alleine heben und ist auf Hilfe angewiesen. Hilfsbedürftig zu sein, nicht jederzeit und völlig frei entscheiden zu können, wohin sie geht – das sind Dinge, die sie nur schwer ertragen kann. Die Nerven liegen blank, sie fühlt sich angreifbar und ihrer Autonomie beraubt.

Nach Hause? Nach dieser erneuten Niederlage einfach aufgeben? Nein, das will Lea nicht, und das kann sie nicht. Sie müsste sich ihr Scheitern eingestehen. Alles, nur das nicht! Sie ist ratlos und gefangen in ihrem Zweifel – sie weiß nicht, wo sie unterkommen könnte. Mit all ihrem Gepäck und ohne einen Plan vom Leben.

Wie grandios wäre es, geheilt zu sein, wenn sie nach Hause zurückkehrt. Damit würde sie allen zeigen, dass es genau das Richtige war, von zu Hause wegzugehen. Dass sie richtig lag und stark genug ist, die Krankheit zu besiegen. Leas Anspruch an sich selbst ist es, erst nach Hause zurückzukehren, wenn sie gesund ist. Mit sehr viel weniger will sie sich nicht zufriedengeben.

Zu Hause, unter der Aufsicht der Eltern, gelingt es ihr nicht, gesund zu werden. Ganz auf sich allein gestellt, aber scheinbar auch nicht ... was nun?

Lea ist mit den zwei großen Reisetaschen, die sie allein kaum heben kann, in Berlin am Bahnhof Zoo gestrandet. Sie ist ohne Bleibe und weiß nicht wohin. Die Zugfahrt hat sie an ihrem Elternhaus in der Grolmanstraße vorbeigeführt, das mit seiner Rückseite direkt an die Bahntrasse grenzt. Wie gebannt hat sie versucht, einen Blick durch die Fenster in die Wohnung zu erhaschen, zu sehen, ob jemand zu Hause ist. Aber der Zug fuhr zu schnell. Tränen steigen ihr in die Augen, als sie sieht, dass ihr Handy sich kurz ins bekannte WLAN-Netzwerk einzuwählen versucht. Sie hat Heimweh. Sie möchte nach Hause, möchte sich sicher fühlen und einen Platz haben, an den sie gehört. Aber Lea verbietet es sich. Ihr Stolz und ihre Disziplin überwiegen. Sie wird erst nach Hause zurückkehren, wenn sie gesund ist. Davon wird sie nicht abweichen. Sie ermahnt sich, stark zu bleiben – sie wird nicht einknicken, sie wird kämpfen.

Von der Einsicht, dass sie Hilfe in Form einer professionellen psychotherapeutischen oder psychiatrischen Behandlung braucht, ist sie noch weit entfernt. Alles, was sie braucht, ist ein Bett, eine Bleibe. Alles andere macht sie mit sich allein aus. Wer sind die anderen, dass sie sich einfach in ihre Angelegenheiten einmischen? Sie würden sie ja doch nicht verstehen, es gäbe nur wieder Missverständnisse. Sie braucht keine Ratschläge, sie braucht keine Hilfe.

Was Lea gerade mehr als alles andere braucht, wonach sie sich sehnt, ist ein Ort, an dem sie Luft holen kann. Ein Ort, an dem sie sich sammeln kann, um über weitere Schritte nachzudenken. Sie kann nicht mehr – erneut hat sie stark an Gewicht verloren, außerdem setzt ihr die Ungewissheit der Situation enorm zu.

Nach einer durchwachten Nacht schlägt sie völlig entkräftet im Foyer des Theodor-Wenzel-Werks in Berlin-Wannsee auf. Ein Krankenhaus im Südwesten der Stadt, spezialisiert unter anderem auf die Bereiche Psychosomatik, Psychotherapie und Psychiatrie. Und damit auch Anlaufstelle für Patienten mit einer Essstörung.

KAPITEL 6

KLINIKEN

Theodor-Wenzel-Werk (März & April 2007)

Diagnose:

Anorexia nervosa[1] *(F 50.0)*
Marasmus[2] *(E 41)*
Sek. Amenorrhoe[3] *(N 91.1)*
Leukopenie[4] *(D 70.7)*

Aufnahmebefund:

Freundliche, kindlich wirkende, abgemagerte Patientin, angesichts der unklaren Wohnsituation sichtlich unter Anspannung stehend. Kein Anhalt auf Störung der kognitiven Funktionen, der Orientierung, des Denkens, für sonstiges psychotisches Erleben. Keine Suicidalität. Blasse Hautfarbe, marastischer Ernährungszustand (35,6 kg bei 164 cm Körpergröße, BMI 13,2).

---

1 – Magersucht / 2 – fortschreitender Verfall der körperlichen und geistigen Kräfte (durch Alter oder Krankheit) / 3 – Ausbleiben der Periode bei zuvor regelmäßiger Monatsblutung (unter Ausschluss von Schwangerschaft u. Wechseljahren) / 4 – Mangel an Leukozyten (weißen Blutkörperchen) im Blut

Multiple kleine Hämatome an beiden Unterschenkeln. Rötung (Druckstelle) im Sakralbereich[1]. Über den Lungen hypersonorer Klopfschall (infolge fehlender Fettschicht). Blutdruck 100/70 bds. Eingefallene Bauchdecken. Trikuspidalklappeninsuffizienz[2], minimaler Perikarderguß[3]. Ansonsten bei der internistischen und der orientierenden neurologischen Untersuchung außer den Zeichen des Marasmus kein nennenswerter pathologischer Befund.

Auszug aus der Krankenakte:

- *23. März: Pat. war erstmals i.d. Ergoth., sehr oberflächlich in der Gestaltung, wenig Ausdauer*
- *30. März: Fr. G. scheint wenig integriert in die Gruppe, ihre Gestaltungen sind zart mit freundlichen Farben, im Umgang ist sie sehr korrekt und höflich*
- *17. April: schlechter physischer und psychischer Zustand, Nahrungsverweigerung, Untergewicht*

Lea ist zweimal drei Wochen, also insgesamt sechs Wochen, im Theodor-Wenzel-Werk. Beide Male wird sie nicht in das weiterführende Zehn-Wochen-Programm aufgenommen, da keine ernstzunehmende Krankheitseinsicht zu erkennen sei. Zwar nimmt sie zu, das aber zu langsam und nicht entsprechend des Gewichtsvertrags. Sie müsste pro Woche 500 Gramm zunehmen – *auf gar keinen Fall, das können sie vergessen!*

---

1 – Bereich des Kreuzbeins / 2 – Undichtigkeit der Trikuspidalklappe des Herzens / 3 – Flüssigkeitsansammlung im Herzen

Für sie ist die Klinik eher eine Bleibe und eine Unterkunft als der Ort, an dem sie professionelle Hilfe in Anspruch nehmen kann. Im Gegenteil: Bemühungen und Kontaktversuche seitens der Ärzte und Schwestern weist sie von sich. Lea macht ihr Ding, wie immer. Sie lässt sich nicht beirren und ist sich selbst die Nächste. Die Überzeugung, dass sie allein am besten zurechtkommt, dass sie niemanden braucht außer sich selbst und dass sie sicherer ist, wenn sie sich auf niemanden einlässt, hat sich in den vergangenen Jahren tief in ihr Bewusstsein gebrannt. Diese Anschauung, die längst zu einem existenziellen Bedürfnis nach absoluter Autonomie und Unabhängigkeit geworden ist, ist emotional fest verankert und unumstößlich. Sie findet keinen Anschluss zu den Mitpatienten – wie auch? Und beharrt auf ein Einzelzimmer.

Der Klinikalltag ist eintönig. Er ist bestimmt durch die Mahlzeiten – drei Hauptmahlzeiten und zwei Zwischenmahlzeiten. Ansonsten finden Gruppen- und einmal die Woche eine Einzeltherapie statt. Außerdem Ergo-, Musik- und Körpertherapie. Lea lässt sich nicht wirklich auf die Inhalte der Therapien ein und leistet die Zeit nur ab, um keinen Ärger zu bekommen. Sie verhält sich weitestgehend ruhig und zumindest dem Schein nach kooperativ, tiefergehende Therapieinhalte wehrt sie jedoch ab.

In der freien Zeit schleicht sie sich heimlich vom Klinikgelände und geht im angrenzenden Wald spazieren. Die einzigen Stunden, die sie wirklich genießen kann. Allein – ohne Menschen, auf die sie reagieren oder mit denen sie interagieren muss. Ohne Verkehrslärm, nur umgeben vom Grün der Bäume und von angenehmer Stille.

Ihre Eltern hält Lea nach wie vor auf Abstand, sie will keinen Besuch bekommen und lehnt es ab, offen mit ihnen zu reden. Über die derzeitige Situation zu sprechen und darüber, ob und wann sie nach Hause kommt und wie es weitergeht. Sie will sich nicht rechtfertigen müssen, will nicht, dass sich jemand in ihr Leben einmischt. Vor allem aber will sie nicht mit der Realität, dem wahren Leben konfrontiert werden.

Sie will allein sein.

Und sie ist allein. An sie ist kein Herankommen – sie beschäftigt sich ausschließlich mit sich und ihren Befindlichkeiten. An erster Stelle steht die eigene Unzulänglichkeit, der Hass auf sich selbst und ihr Unvermögen. Abends und an den Wochenenden, wenn die Ablenkung fehlt, ist es am schlimmsten. Die Gedanken kreisen unentwegt um all das, was sie nicht ist und was sie nicht kann. Die Gefühle, die in ihr aufsteigen, führen zu Unruhe, zu einer getriebenen Ausweglosigkeit, die nur schwer auszuhalten ist. Lea fehlen die Strategien, ihre Emotionen zu regulieren, sie einzuordnen und mit ihnen umzugehen. Sie braucht ein Ventil, um den Druck, der entsteht, abzuschütteln und sich freizukämpfen. Mitten in der Nacht, nach einem Abendbrot, das sie stundenlang nicht loslässt, schneidet sie sich, in einem Anfall von Zerstörungswut und dem Drang, sich selbst zu entstellen, die Haare mit einer Bastelschere streichholzkurz.

Wie gerupft stehen ihr die Haare in einzelnen Büscheln vom Kopf ab. Die Schere war zu stumpf und schlichtweg nicht fürs Haareschneiden geeignet. Beim Blick in den Spiegel bricht sie in Tränen aus. Sie ist hässlich. Sie sieht aus wie ein zwölfjähriger, pickeliger Junge! Die anderen Mädchen werden über sie reden. Sie werden sie höhnisch beäugen und sich freuen, weil sie nun noch viel weniger eine Konkurrenz ist. Die anderen haben schöne, lange Haare. Und die meisten sogar Brüste – trotz ihres Untergewichts. Sie dagegen ist eine groteske, lächerliche Witzfigur. Sie kann nicht mithalten mit den anderen Mädchen, sie gehört nicht dazu.

Jedes größere Krankenhaus hat einen Friseursalon – so auch das Theodor-Wenzel-Werk. Die mürrisch dreinschauende Friseurin drückt ihr wortlos ein Musterbuch in die Hand. Aber sie kann sich für keine der abgebildeten Ü-60-Frisuren entscheiden. Schließlich greift die entnervte Frau zur Schermaschine und verpasst ihr einen Zwei-Millimeter-Schnitt.

Ansonsten ist die Klinik ein Ort, an dem man sich, so effizient wie wohl nirgends sonst, neue Tipps und Tricks abschauen kann. Sie lernt, dass sie ihr Mittagessen möglichst lange stehen lassen muss, damit es so gut es geht auskühlt – warme Mahlzeiten haben mehr Kalorien. Getränke sollten so kalt wie möglich getrunken werden – am besten eisgekühlt –, damit der Körper Energie verbrennt, um die Flüssigkeit zu erwärmen.

Bei Vollkornbrot lassen sich Kalorien einsparen, indem man die Kerne (Sonnenblumenkerne, Kürbiskerne etc.) vorsichtig herauspult. Man darf sich nur nicht erwischen lassen. Eine Mitpatientin besteht darauf, ihre Brotscheiben mehrfach zu toasten – auch das soll Kalorien eliminieren ... (wie und wohin auch immer sie dann verschwunden sind?). Eine andere Patientin schafft es, eine Gurkenscheibe in zwanzig Stücke zu zerteilen und sich damit ganze zehn Minuten aufzuhalten.

Untereinander entfacht ein Wettstreit, wer es schafft, an den Wiege-Tagen am besten wegzukommen. Zunehmen müssen sie – sonst gibt es Ärger. Aber wem gelingt es, am wenigsten zuzunehmen und trotzdem keine Erhöhung im Ernährungsplan zu riskieren? Wer übers Ziel hinausschießt und sich um mehr als die vorgegebenen 500 Gramm pro Woche steigert, kämpft nicht nur mit den eigenen schlechten Gefühlen, sondern bekommt auch den Hohn und Spott der anderen Mädchen gnadenlos zu spüren.

Zunehmen = dick.

Dick = hässlich, ekelhaft, abstoßend, maßlos, undiszipliniert.

Aber auch sonst wird das Klischee bedient. Die Fernsehsendung *Germany's Next Topmodel* ist selbstverständlich verboten. Aber nichts ist reizvoller als Verbotenes – sie sitzen gemeinsam vor dem kleinen Fernsehapparat im Aufenthaltsraum und fiebern Woche für Woche mit den »Mädels« mit, die sich vor Heidi und der Jury beweisen müssen. Da Dienstübergabe ist, scheint es niemanden zu scheren, was die Patienten treiben, und die Gefahr, erwischt zu werden, ist verschwindend gering.

Im Theodor-Wenzel-Werk werden die Patienten der Psychosomatik, Abteilung Essstörungen, zunächst in das Drei-Wochen-Programm aufgenommen. Es dient zur Orientierung – sowohl für die Patienten als auch für das Ärzteteam. Ist eine ausreichende Krankheitseinsicht zu erkennen, kooperiert der Patient und ist die therapeutische Arbeit mit ihm möglich? Wenn all das zutrifft und der Betroffene von einem längeren Aufenthalt profitieren würde, wird er ins Zehn-Wochen-Programm übernommen. Das Therapieangebot unterscheidet sich in einigen Punkten von dem im Drei-Wochen-Programm, und alles in allem wird der langfristige Gedanke größer geschrieben.

Es ist abzusehen, dass für Lea keine Verlängerung und keine Aufnahme in die weiterführende Therapie erfolgt. Ein Krankenhaus ist, anders als sie es auslegt, keine günstige Unterkunft. Sie muss ihr Bett räumen – für ein Mädchen, das es mit der Genesung ernster meint als sie.

Wohin nun, nach Hause? Nein, das kann und will Lea noch immer nicht! Nach wie vor hat sie kaum Kontakt zu ihren Eltern – obwohl sie jeden Tag Heimweh hat. Bei den seltenen Telefonaten ist sie kurz angebunden und wortkarg. Sie schreibt Postkarten nach Hause, aber diese sind oberflächlich und inhaltslos. Sie setzt alles daran, um direkt im Anschluss an ihren Krankenhausaufenthalt eine Reha-Maßnahme bewilligt zu bekommen. Ein paar Tage heißt es bangen, aber dann erhält sie die Zusage der Rentenkasse für einen Platz in einer psychosomatischen Fachklinik. Mit Sack und Pack reist sie weiter. Es geht in die Fontane-Klinik Motzen bei Königs Wusterhausen, unweit von Berlin.

Fontane-Klinik Motzen (Mai bis Juli 2007)

Diagnose:

Anorexia nervosa (F 50.0)

Aufnahmebefund:

Zur Aufnahme erscheint eine stark untergewichtige (37,3 kg bei 166 cm) Patientin in deutlich reduziertem Allgemeinzustand. Sie trägt die Haare extrem kurz und hat einen kreidebleichen Teint. Ihr Gesamtbild wirkt knabenhaft, die Kleidung ist ihr zu weit. Der Denkablauf wirkt formal, Kritikfähigkeit deutlich eingeschränkt. Kein Anhalt für psychotische Symptome über die störungsspezifischen Denkstörungen hinausgehend. Keine akute Suizidalität. Die Patientin wirkt getrieben und zeigt wenig Introspektionsfähigkeit. Die affektive Schwingungsfähigkeit wirkt inadäquat, teilweise sehr abrupt. Dabei entsteht nicht der Eindruck, dass etwas aufgesetzt wirkt oder wird, sondern dass es sich um intermittierendes Versagen der großen Kraftanstrengung handelt, die die Patientin sonst aufwendet, um ihre Fassade zu halten. Leidensdruck wird spürbar. Unklare psychodynamische Zusammenhänge. Die spärlichen Angaben der Patientin und ihr fehlendes Interesse, psychodynamische Zusammenhänge zu erarbeiten, lassen höchstens vermuten, dass es mit der Verweiblichung und der damit einhergehenden Menarche[1] zu einer Überlastung bei wohl vorher vorliegender familiärer Konfliktsituation kam. Die Patientin begann damit,

---

1 – Erstes Auftreten der Regelblutung/Beginn der Menstruation in der Pubertät

ihr Gewicht zu reduzieren. In wieweit ihr Umfeld darauf in einer Art und Weise reagierte, dass daraus ein sekundärer Krankheitsgewinn entstand, kann derzeit nicht festgelegt werden. Das Vorliegen einer sekundären Intelligenzminderung infolge der jahrelangen Unterversorgung kann ausgeschlossen werden. Beim LPS-3 (Leistungsprüfsystem, Untertest 3) liegt der Wert der fluiden Intelligenz im stark überdurchschnittlichen Bereich.

Therapieverlauf:

Lea ist stark beeinträchtigt bei der Führung von Sozialkontakten. Aufgrund ihrer hohen Unsicherheit und ihrer Angst vor Zurückweisung findet sie nur schwer freundschaftliche Kontakte und kann sich in Gruppen Gleichaltriger nicht adäquat bewegen. Im Leistungsverhalten wirkt die Essstörung in Ansätzen förderlich (hohes Kontrollniveau, hohe Bereitschaft, sich selbst unter Druck zu setzen und sich kurzfristigen Freuden zu untersagen). In mittelfristiger Hinsicht stellt natürlich das starke Untergewicht und die damit einhergehende psycho-physische Belastung eine starke Einschränkung der Leistungsfähigkeit dar. Zuletzt ist Lea in körperlicher Hinsicht anfangs nicht in der Lage gewesen, ihr Leistungsvermögen realistisch einzuschätzen. Es kam zu starken Erschöpfungsreaktionen, im weiteren Verlauf überforderte sie sich häufig selbst, um z.B. komplizierte Sporteinheiten als Siegerin zu beschließen. Erst nach und nach gelang es Lea, ein etwas vertrauensvolleres Verhältnis zu den Therapieangeboten und somit auch zu den Anbietern (Therapeuten, Sozialpädagogen, Ärzten, Ökotrophologen) zu fassen. In der Gruppentherapie war Lea eine aufmerksame, aber eher passive Teilnehmerin. Auf Ansprache reagierte sie mitunter mürrisch abwehrend und auch abwertend. *Konnte sie sich auf ein Thema einlassen, dann waren ihre Beiträge ausgesprochen zielführend. Sie konnte sich teilweise sehr vehement und fast schon offen aggressiv für ihre Belange einsetzen. Von den Gruppenmitgliedern wurde sie anfangs nicht gut verstanden, erst nach und nach konnten diese die Eigenarten von Lea besser aushalten und Lea in die Gruppe integrieren.*

In der Soziotherapie der Jugendgruppe erschien Lea zu Beginn zurückhaltend, ruhig und aufmerksam. Sie beobachtete das Geschehen und wollte keine näheren Beziehungen eingehen.

Im Verlauf der Therapie wurde Lea zunehmend selbstbewusster und aufgeschlossener, sie zeigte zunehmend Interesse für Gruppenaktivitäten oder Belange der anderen Jugendlichen. So gelang es ihr beispielsweise immer besser, ihre Meinung zu äußern, Blickkontakt zu halten und Kontakt aufzunehmen. Bei Diskussionen war sie gut in der Lage ihren Standpunkt offen darzulegen und zu vertreten. Dabei wirkte sich verstärkend aus, dass sie von den Jugendlichen besser wahrgenommen und akzeptiert wurde. Sie zeigte sich leistungsorientiert, bewegte sich eher am Rande der Gruppe, wünschte auch keine näheren Beziehungen und wirkte i.d.R. angestrengt und zurückgenommen im Kontakt. Darüber hinaus schien sich die Patientin kaum Hilfe von außen oder den Ausdruck eigener Bedürfnisse erlauben zu können und präsentierte im Wesentlichen das Erleben >es alleine schaffen zu müssen/wollen<. Sie benannte durchgängig den starken Wunsch nach Rückzugsmöglichkeiten. Lea nahm an der Bewegungstherapie zur Förderung der basalen Wahrnehmungsfähigkeit und sensomotorischer Aktivierung teil. Sie war immer pünktlich, kam meist sogar etwas früher und war den meisten bewegungstherapeutischen Angeboten gegenüber aufgeschlossen. Lea war zugewandt und freundlich gegenüber der Thera-

*peutin. Sie brachte keine eigenen Themen ein und zeigte wenig
von sich. Sie verweigerte vor allem alle Angebote, die sich an die
direkte Auseinandersetzung mit dem eigenen Körper richteten.
Innerhalb der Gruppe verhielt sie sich sehr gerecht und bezogen
auf andere Gruppenmitglieder. Sie traute sich auch, Kritik zu
üben, und war dabei sehr sachlich, konnte aber selber schwer
Kritik aushalten.*

Entlassungsbericht:

*In dem bei Entlassung durchgeführten Familiengespräch konn-
te die Mutter ihre Schwierigkeiten zum Ausdruck bringen, die
Krankheit und die Symptomatik zu verstehen. Sie berichtete
über Lea als Kind und Jugendliche, wie sie sich von einer le-
bendigen und eher übermütigen Jugendlichen zu einer untergewichtigen und sich selbst kasteiende jungen Frau hungerte.
Die Mutter berichtete von ihrer Rat- und Hilflosigkeit und von
ihren Ängsten um Leas Überleben. Eine situative und emotionale Einordnung des Essverhaltens gelang in Ansätzen, wobei
es der Patientin schwer fiel, eigene Ideen und Wahrnehmungen
zu verbalisieren. Grundsätzlich bildete sich im Essverhalten wie
auch in der Beziehungsgestaltung vordergründig ein hohes Kontrollbedürfnis ab, dessen Einordnung jedoch weitgehend (und
mit der Kontrolle korrespondierend) an der Oberfläche blieb.
Im Abschluss ist weiterhin von einer hohen Störbarkeit und
einem hohen Kontrollbedürfnis im Bereich des Essverhaltens
auszugehen. Die Patientin bedarf zu einer weiteren Stabilisierung weiterer Unterstützung, möglichst im Sinne einer langfristig, Vertrauen bildenden therapeutischen Beziehung, die
gleichzeitig dem ausgeprägten Autonomiestreben Raum gibt.*

Lea wird der Kinder- und Jugendgruppe zugeteilt. Sie ist zwar schon 18, wirkt aber noch kindlich. Die Erwachsenen werden streng aufgeteilt in die verschiedenen Krankheitsbilder. So gibt es eine spezielle Gruppe für Essstörungen, in der zwar magersüchtige, bulimische und adipöse Patienten gemeinsam erfasst werden, die aber in sich geschlossen ist. Sie sitzen im Speisesaal an extra für sie eingedeckten Tischen. In der Jugendgruppe dagegen ist sie eine von dreien, später vieren, mit einer Essstörung. Melanie und Paula haben Bulimie. Delia, die ein paar Wochen nach Lea stationär aufgenommen wird, leidet auch an Magersucht, jedoch erst seit Anfang des Jahres – Delias Eltern haben schnell und bestimmt gehandelt. Der Auslöser, dass Delia aufgehört hat zu essen und abzunehmen begann, war Delias Freund. Er fand sie zu dick. Wenn sie ein wenig abnehmen würde, das würde ihm gefallen, dann könnten sie weiterhin ein Paar sein. Wenn nicht, würde er sich von ihr trennen. Delia nahm ab, und die beiden blieben ein Paar – bis ihre Eltern Wind davon bekamen und eine Psychotherapeutin Delia überzeugen konnte, dass das größere Problem nicht ihr Gewicht, sondern der Junge an ihrer Seite ist. Delia trennte sich und stimmte einem stationären Aufenthalt zu.

Ansonsten sind viele Jugendliche mit Ängsten, Zwängen und affektiven Störungen in der Gruppe – was genau die anderen plagt, interessiert Lea nicht wirklich. Und es sind einige Kinder in der Gruppe, deren Eltern stationär aufgenommen wurden und die nicht wussten, wohin mit dem Nachwuchs. Als die Sommerferien beginnen, ist die Gruppe zeitweise so groß, dass sie geteilt wird.

Die Fontane-Klinik liegt weit ab von allem, weit ab von der Zivilisation – mitten in einem großen Wald. Zu Fuß läuft man eine Ewigkeit bis zur nächsten Ortschaft, die nicht mehr zu bieten hat als ein Wellnesshotel am See und einen klitzekleinen Supermarkt, einem »Konsum«. Die Zeit scheint stehengeblieben zu sein.

Ein kleiner Van holt die Patienten, die nicht mit dem eigenen Auto anreisen oder von der Verwandtschaft gebracht werden, von der Bahnstation ab beziehungsweise bringt sie zurück, wenn der Klinikaufenthalt vorüber ist. Dort, mitten im Wald, ohne Handyempfang und ohne Kontakt zur Außenwelt scheint es keine ernstzunehmenden Probleme zu geben. Herrlich auf der einen Seite – diese kleine perfekte Welt. Auf der anderen Seite jedoch trügerisch. Es lebt sich wie in einer Seifenblase – Sorgen und Nöte des Alltags sind ausgeklammert. Dreimal am Tag steht ein komplettes Buffet zur Verfügung, die Putzfrau kommt täglich zum Reinemachen, und es bleibt nichts weiter zu tun, als sich in diversen Therapien von den unterschiedlichsten Therapeuten vergewissern zu lassen, wie wertvoll, einzigartig und liebenswert man sei …

Die Kunst liegt im Transfer der Therapieziele in die gewohnte Umgebung und in den (Arbeits-)Alltag. Draußen herrscht das Gesetz des Stärkeren. Zur Not wird sich mit den Ellenbogen der Weg freigeboxt. Das alles, was in der Klinik so vermeintlich einfach klappt, ist zu Hause kein Selbstläufer.

Das Leben will organisiert und gelebt werden. Niemand ist mehr da, der einem ständig vorsingt, wie großartig man ist. All das muss man sich selbst geben. Man darf sich nicht unterkriegen lassen von Fehlschlägen, von Kritik und Dingen, die nicht so perfekt laufen. Man muss optimistisch bleiben und versuchen, das Gute zu erkennen. Und wenn einem das nicht gelingt … dann bleibt es eben aus.

Regelmäßige Mahlzeiten müssen zubereitet und auch dann gegessen werden, wenn Punkt 12 Uhr mal nicht zu schaffen ist – weil die Bahn Verspätung hat, zum Beispiel.
Wer diesen Transfer nicht schafft, der hat schon verloren. Für den waren es vielleicht angenehme und für den Moment wertvolle Wochen, in denen er ein wenig Abstand gewinnen und sich erholen konnte – aber langfristig von einem Aufenthalt in der Klinik profitieren wird er wohl nicht. Wenn man das weiß, ist es von Vorteil. Man kann sich darauf einstellen und ist nicht enttäuscht, wenn es zurück im eigenen Zuhause wieder bergab geht. Und man kann vorsorgen. Es gibt Patienten, die regelmäßig, einmal im Jahr zum Beispiel, für einige Wochen in die Klinik gehen. Der »Urlaub im Kurhotel«.

Egal wie idyllisch – Klinik bleibt Klinik. Es gibt Regeln, Auflagen, Verbote und Zimmerkontrollen. Gesucht wird nach Alkohol, Zigaretten, Drogen und nach spitzen oder scharfen Gegenständen. Selbstverletzendes Verhalten ist unter Leas Mitpatienten ein großes Thema. Vor allem die Bulimiker mit einer Borderline-Störung greifen immer wieder darauf zurück. Sich zu ritzen ist – wie sollte es auch anders sein – verboten. Aber es gibt andere Möglichkeiten, der Fantasie sind keine Grenzen gesetzt. Nadeln aus der Werktherapie oder Nagelscheren sind beliebt. Nichts im Vergleich zu Rasierklingen. Aber für sie, die diese nicht kennt, fehlt der Vergleich. Doch das Selbstverletzen hilft ihr, den Druck zu kompensieren. Das wöchentliche Wiegen, nur in Unterwäsche, macht es schwer, die blutigen Stellen zu verstecken. Nur der Schambereich ist vor den Blicken der Schwestern und Pfleger geschützt.

Das regelmäßige und viele Essen fällt Lea schwer. Die Mahlzeiten nimmt sie zusammen mit ihren essgestörten Mitpatienten, aber gesondert von der restlichen Gruppe ein. Der Tisch ist mit einer gelben Tischdecke eingedeckt und für alle anderen tabu. Sie sollen ungestört und unter sich bleiben.

Sie haben genau eine halbe Stunde, um alles aufzuessen. Sie sollen nicht trödeln oder mit dem Essen spielen, sie sollen sich wieder an eine normale Essgeschwindigkeit und ein sozialverträgliches Verhalten am Esstisch gewöhnen. Nach Ablauf der dreißig Minuten kommt eine Schwester – kontrolliert Teller, Taschen und Servietten. Und notiert, falls etwas übriggelassen wurde. Gibt es einen Neuzugang, sitzt die Schwester in der ersten Woche mit am Tisch, um das Essverhalten des Patienten einzuschätzen und ihren Eindruck an die behandelnden Ärzte weiterzureichen. Anders als im Theodor-Wenzel-Werk gibt es sonst aber keine Essensbegleitung. Das entspannt die Situation am Tisch ungemein. Klar, Lea hat Schwierigkeiten mit dem, was da vor ihr steht, muss kämpfen. Aber den anderen geht es ähnlich, und niemand sitzt dabei, der strafend guckt oder kommentiert. Außerdem sind die Gespräche angenehmer, die sie untereinander führen. Sitzt ein Pfleger dabei, wirkt alles sehr viel angestrengter. Ohne ständige Kontrolle hat aber natürlich die Essstörung größere Chancen. Lea muss sich immer wieder ermahnen und daran denken, dass sie, wenn sie ihr Essen übriglässt und infolgedessen wieder abnimmt, eine Erhöhung der Ration riskiert, die von der Ernährungstherapeutin für sie festgelegt wurde.

Es gibt Pizza. Melanie schaut sie entschuldigend an, und Paula sagt: »Sorry, das wird jetzt ein bisschen ekelig.« Die beiden haben den Fressanfall genau geplant – wussten von der Pizza durch einen Blick auf den Speiseplan. Paula hat einen Jutebeutel dabei und holt eine große Flasche Gewürzketchup hervor. Die müssen sie extra gekauft und gut versteckt haben – denn auf den Zimmern sind Lebensmittel verboten. Die beiden gehen zum Buffet und kommen jeweils mit drei großen Stücken Pizza zurück. In der nächsten halben Stunde holen sie sich noch dreimal einen Nachschlag, der halbe Liter Ketchup ist fast aufgebraucht. Lea kann sich nur schwer auf ihr eigenes Stück Pizza konzentrieren. Sie ist gefesselt von dem, was sich vor ihr abspielt. Es wirkt faszinierend und gleichzeitig abstoßend, in welchem Tempo die beiden Mädchen schiere Mengen verschlingen können. Es herrscht absolute Stille am Tisch, bis auf das hektische Kauen und das gierige Schlucken. Bevor die Schwester nach Ablauf der dreißig Minuten kommt, um die Teller zu kontrollieren, lässt Paula die Ketchupflasche wieder in ihrer Tasche verschwinden, und beide schaffen Ordnung auf dem Tisch, der einem Schlachtfeld gleicht. Melanie und Paula verschwinden auf ihren Zimmern und nehmen eine Dusche. Zumindest läuft das Wasser der Dusche – laut genug, um alle anderen Geräusche zu übertönen.

Die anderen Jugendlichen nennen Lea Lisa. Wie Lisa Simpson – weil sie sehr still ist und sich distanziert. Bei Spielen und Wettkämpfen ist sie immer die Beste und weiß, wenn es um Wissensfragen geht, immer die richtige Antwort. TABU ist eins der Lieblingsspiele innerhalb der Gruppe. Wird Lea sonst eher ignoriert, wollen sie beim TABU-Spielen alle als

Spielpartner haben. Sie umwerben sie und buhlen um ihre Gunst. Doch diese Aufmerksamkeit überfordert Lea.

Es fällt ihr schwer, angemessen zu reagieren, sie ist verunsichert und weiß nicht, wie sie sich mitteilen soll. Doch der Druck von außen lässt nicht nach. Die anderen reden auf sie ein, sie konfrontieren sie, sie provozieren eine Reaktion. Unentwegt wird sie von ihrer Umwelt getrietzt, sich zu äußern, sich zu verhalten. Sie gewöhnt es sich an, verschiedene Fassaden aufzusetzen, die sie je nach Situation und Kontext nach außen hin zeigt. Über die Jahre wird sie dieses Spiel perfektionieren. Was den Umgang und die Akzeptanz ihrer eigentlichen Persönlichkeit nur erschwert.

Am liebsten ist Lea allein unterwegs. So oft es geht, stiehlt sie sich von der Gruppe fort. Sie streift durch den Wald, geht zum Schwimmen in die Schwimmhalle oder versteckt sich in ihrem Zimmer. Einzig und allein die Reittherapie kann sie genießen. Einmal die Woche geht es für eine kleine Patientengruppe in einen benachbarten Ort, auf einen Hof mit Pferden. Sie hat sich ihren Platz in dieser Gruppe hart erkämpft und verteidigt ihn vehement. Zu Anfang durfte sie nicht mit, sie müsse erst zunehmen. Die Aussicht, wieder in den Sattel steigen zu dürfen, hat die Ankunft in der neuen Klinik und das Essen erleichtert.

Während dieser Stunde auf dem Hof ist sie ganz bei sich, ganz in ihrem Element. Sie fühlt sich wohl und kann Freude empfinden. Die Pferde werden von der Weide geholt, geputzt und gesattelt. Nach kurzer Zeit hat sie das Satteln aller Pferde übernommen, während ihre Mitpatienten dankbar alles

Mögliche anreichen, herbeitragen oder wieder forträumen. Danach geht es raus in den Wald. Nur im Schritt und auf bereits bekannten Wegen, aber sie sitzt im Sattel, spürt die Bewegungen des Pferdes unter sich und atmet die Gerüche und die Stille des Waldes ein. Die feuchte Wärme des Tieres, der friedliche Anblick des Waldes und der Sonnenstrahlen, die durch die Baumkronen fallen – das alles hat eine beruhigende und heilsame Wirkung. Das übliche Geplapper der anderen ist verstummt. Sie sind allesamt damit beschäftigt, die Zügel nachzugreifen, sich im Sattel zu halten und ihre Pferde daran zu hindern, am Wegesrand Gras zu fressen. Sie muss nicht mit den anderen sprechen, nicht auf sie reagieren, muss keine Rolle spielen und keinerlei Rücksicht nehmen. Es geht einfach mit den Pferden durch den Wald.

Das Einzige, was die Stimmung trübt und was ihr vor allem am Abend und an den Tagen danach nachhängt, ist, dass sie ihr eigenes Pony Joschy so sehr vermisst. Es tut weh, an sie zu denken, aber Lea kann die Gedanken nicht verdrängen. Immer wieder steigt das Bild der Schimmelstute in ihr auf, und ihr Brustkorb zieht sich zusammen, wenn der Kummer sie übermannt. Sie vermisst das Gefühl der Verbundenheit, das sie überkommt, wenn sie das weiche Fell des Ponys berührt. Lea fühlt sich schuldig und schämt sich, weil sie als Pferdebesitzerin so dermaßen versagt. Weil sie ihrem Pferd schlichtweg nicht gerecht wird, sein Wohl in die Hände anderer Leute gibt und Joschy missachtet. Weil sie der Krankheit mehr Aufmerksamkeit schenkt als ihrem Pferd.

KAPITEL 7

ANTIDEPRESSIVA

Nach zwölf Wochen in der Fontane-Klinik und insgesamt einem knappen halben Jahr unterwegs – weg von zu Hause – ist es so weit: Ihre Mutter kommt sie abholen. Schon Tage zuvor beginnt das Gezanke mit dem therapeutischen Stationsleiter, der Lea auch als Einzeltherapeut betreut. Er möchte wissen, was sie im Abschlussgespräch mit ihren Eltern thematisieren möchte. Wie sie ihre Entwicklung während ihres Aufenthalts einschätzt und wie es zu Hause für sie weitergehen könnte. Sie hingegen wehrt sich nicht nur gegen diese Themen, sondern ganz besonders gegen ein Familiengespräch. Der Arzt weiß genau, dass er sie provoziert, aber er schlägt einen Deal vor: Sollte sie am Tag ihrer Entlassung 40 Kilogramm wiegen, würde das Familiengespräch entfallen. Wenn nicht, müsste sie sich der Situation stellen.

Da kann er lange drauf warten. Ich lass mich doch nicht erpressen. Idiot. Soll er machen, was er für richtig hält – kein Mensch kann mich zwingen, bei diesem dämlichen Gespräch auch nur einen einzigen Ton zu sagen.

Seit Wochen stagniert Leas Gewicht bei 39 Kilo noch was. Die Vorstellung, 40 Kilogramm zu wiegen, macht ihr Angst. Solange da eine Drei steht, hat sie alles unter Kontrolle, solange ist alles gut. Solange da eine Drei steht, hat sie die Gewissheit, dass sie dünn ist.

Natürlich wiegt sie am Entlassungstag keine 40 Kilogramm. Ganz im Gegenteil. Trotzig und durch und durch essgestört setzt sie in den letzten Tagen ihres Klinikaufenthalts wieder alles daran, erneut abzunehmen, und verlässt die Fontane-Klinik nach zwölf langen Wochen mit ihrem Aufnahmegewicht.

Das Auto ihrer Eltern fährt auf dem Parkplatz der Klinik vor, ihre Mutter steigt aus. Als sie näherkommt, entgleist ihre Miene. Das Gesicht ihrer Mutter spiegelt Entsetzen, Enttäuschung und Trauer wieder. Sie stehen sich sprachlos gegenüber, umarmen sich unbeholfen und distanziert. Was hatte ihre Mutter erwartet? Nach gut viereinhalb Monaten Klinikaufenthalt ganz bestimmt nicht das. Ihre inzwischen 19-jährige Tochter steht vor ihr. Ein blasses Gesicht und eine Frisur, die keine ist. Sie trägt ein verwaschenes T-Shirt, das die Schulterknochen spitz hervorstehen lässt. Und eine alte Jeans aus der Kinderabteilung von H&M, die an ihr herunterhängt – gehalten nur von einem Gürtel.

Im Gespräch mit dem leitenden Psychotherapeuten der Kinder- und Jugendstation wirkt Lea abweisend, trotzig und ist zu keinerlei Kooperation bereit. Sie schaut weder ihrer Mutter noch dem Arzt in die Augen und reicht ihm zum Abschied nicht die Hand. Auch von ihren Mitpatienten verabschiedet sie sich nicht.

Die Atmosphäre auf der Heimfahrt ist angespannt, das Gespräch stockt. Unausgesprochenes schwebt in der Luft. Lea ist gereizt und fühlt sich provoziert, hat aber Angst, ihre Mutter zusätzlich zu reizen und etwas Falsches zu sagen. Auch das Wiedersehen mit ihrem Vater ist fremd, distanziert und voller

Skepsis. Seine erste Frage nach einer eher hölzernen Umarmung ist, was auf ihrem Kopf passiert sei und wie lange der letzter Friseurbesuch zurückliege. Ihr Bruder Till ist nicht zu Hause – es ist mitten in den Sommerferien.

Später gibt es Abendbrot. Alle drei wissen sie nicht, wie sie sich verhalten und worüber sie sprechen sollen. Ihre Eltern wissen nicht, ob und wenn ja, wie sie Leas Verhalten beim Essen und die Menge, die sie isst, kommentieren dürfen. Sie dagegen versucht krampfhaft, einen lockeren Umgang mit dem, was vor ihr auf dem Tisch steht, zu vermitteln. Sie fühlt sich schrecklich unwohl in ihrer Haut, und die Situation am Esstisch macht es nur noch schlimmer. Am liebsten würde sie ausbrechen, nur weg hier. Aber das geht nicht – wie gefangen sitzt sie zwischen ihren Eltern und versucht so zu tun, als hätte sie alles im Griff: Ein gemeinsames Abendessen sei für sie das Normalste und das Entspannteste der Welt. Das alles sei gar kein Problem mehr für sie, und sie freue sich wieder zu Hause zu sein! Aber nichts von alledem stimmt. Lea fühlt sich fremd, verunsichert, allein und weiß, wie enttäuscht ihre Eltern sind. Am liebsten würde sie gar nichts essen. Um Sicherheit zu gewinnen und die Gewissheit zu haben, Herr der Lage zu sein. Um den selbstkritischen Stimmen im Kopf keine Angriffsfläche zu bieten. Aber das Essen verweigern, keine fünf Stunden nachdem sie aus der Klinik entlassen wurde – das geht nicht. Mit viel Gehabe, großen Gesten und um Zeit zu schinden, lässt sie sich jede Schüssel und jeden Teller, der auf dem Tisch steht, anreichen. Aber neben einer Menge roher Salatblätter schaffen es mehr als eine trockene Brotkante und drei kleine Tomaten nicht auf ihren Teller.

Auch an den Folgetagen hat Lea unheimlich Schwierigkeiten mit dem Portionieren. Sie schiebt immer wieder und zunehmend mehr Essen an den Rand ihres Tellers und spart ein. Zu groß ist die Unsicherheit. Zu groß die Angst davor, zu viel zu essen. Sich danach Vorwürfe zu machen und angreifbar zu sein. Ein Tipp der Ernährungsberatung aus der Klinik, der ihr mit auf den Weg gegeben wurde, lautet: Orientiere dich an einer anderen Person, wenn Du unsicher bist mit der Größe der Portionen. Doch ist das so eine gute Idee?

Nein, definitiv nicht! Innerhalb allerkürzester Zeit ist sie besessen darauf fixiert, exakt das Gleiche zu essen wie ihre Mutter. Keinen Schritt kann sie mehr ohne ihre Mutter gehen, keinen Meter kann sich ihre Mutter mehr von ihr entfernen. Die absolute Abhängigkeit, die entsteht, wird zur Tortur. Für alle Beteiligten. Sie fesselt ihre Mutter an sich, ihre Mutter wiederum hofft verzweifelt, ihrem Kind mit ihrer Unterstützung und ihrem Verzicht auf ein eigenes Leben helfen zu können. Doch die Symbiose ist Gift für die Beziehung und wird ihr Verhältnis dauerhaft prägen. Lea macht sich mit ihrem Verhalten zum unmündigen Anhängsel ihrer Eltern und verleugnet sich und ihr Streben nach Autonomie mehr und mehr. Scham, die Flucht vor der Realität und der Hass gegen ihre Eltern – und gegen sich selbst – sind die Konsequenz.

Den Sommer nach der Klinik verbringt sie in der Prignitz, in Jakobsdorf. Doch ohne den Stall in Mertensdorf ist es nicht dasselbe. Saras Eltern haben ein benachbartes Haus im Dorf gekauft, und Sara ist fast täglich bei Lea zu Besuch. Aber ihre Freundschaft ist nicht mehr die, die sie früher einmal war. Die beiden Mädchen haben sich kaum mehr etwas zu sagen. Zwischen Sara und Till, Leas Bruder, läuft etwas. Sie sind nicht offiziell ein Paar – aber was genau es sonst ist, dafür fehlt Lea die Erfahrung. Sie fühlt sich dumm und naiv. Sie fühlt sich ausgegrenzt, wenn die beiden zusammen lachen, gemeinsam Karten spielen oder an den See zum Baden fahren. Sie stellt sich absichtlich unwissend, hält sich abseits und hat zu allem, was unternommen wird, keine Lust. Sie zieht sich weiter zurück. Nach den Klinikaufenthalten und in der langen Zeit, in der sie nicht zu Hause war, ist ihr kleiner Bruder zum großen Bruder geworden. Er ist kein Junge mehr, eher ein junger Mann.

Sie dagegen ist immer noch ein Mädchen. Ein verunsichertes, gehemmtes Mädchen, das nicht weiß, was es kann. Das nicht weiß, wer oder was es ist oder sein möchte, das nicht weiß, was es will. Lea klammert sich in ihrer Verzweiflung an scheinbar das Einzige, das sie kontrollieren kann. Das sie steuern kann und das sich ihrem Willen unterwirft. Das Essen beziehungsweise das Nicht-Essen.

Die Gemeinsamkeiten der Geschwister schwinden, Lea geht immer weiter auf Distanz. Alles, was das Leben ihres Bruders nun ausmacht, macht ihr Angst. Es überfordert sie und lässt sie zurückschrecken.

Die Sommerferien in Berlin sind zu Ende. Aus Mangel an Alternativen muss sie wieder zur Schule. Aber zurück auf die Walther-Rathenau? Unter keinen Umständen. Es spricht zwar vieles (beziehungsweise alles) dafür, aber sie schämt sich. Der Gedanke daran, ihren ehemaligen Klassenkameraden begegnen zu müssen, ist unerträglich. Sie war zu lange weg, sodass sie ein Schuljahr wiederholen muss – wäre also ein Jahrgang unter ihren ehemaligen Mitschülern. Allein das würde schon für Gespött sorgen. Zudem ist sie noch kein Stück gesünder als vor einem halben Jahr, als sie die Schule fluchtartig verlassen hatte. Die Vorstellung, in ihrem Zustand die alte Schule noch einmal betreten zu müssen, ist erschreckend. Also lieber ein erneuter Schulwechsel. Die Sprachenfolge muss stimmen und die Leistungsfächer-Kombination, die sie aufgrund ihrer Profilfächer-Wahl hat, muss möglich sein. Zudem muss der Schulleiter bereit sein, sie so kurz vor Beginn des neuen Schuljahres aufzunehmen. Die Auswahl an Schulen ist folglich begrenzt. Somit fällt die Wahl auf das Friedrich-Ebert-Gymnasium in Berlin-Wilmersdorf.

Lea wird ihre Entscheidung bitter bereuen. Nicht nur, weil sie gezwungen ist, Biologie abzuwählen und stattdessen Chemie zu belegen – in ersterem stand sie jahrein, jahraus auf einer Eins, zum Fach Chemie jedoch findet sie einfach keinen Zugang, entsprechend schlecht sind ihre Noten. Sondern auch, weil der Unterricht und die Art, wie gelehrt wird, nicht mit der Walther-Rathenau mithalten kann.

Aber all das ist egal, all das nimmt sie billigend in Kauf. Nur nicht zurück auf die alte Schule. Nur nicht auf bekannte Gesichter stoßen, sich rechtfertigen und erklären müssen. An der neuen Schule kennt sie niemand – dort kann sie unbeobachtet sein. Sie hält sich abseits, meidet Kontakte, konzentriert sich auf die Unterrichtsinhalte beziehungsweise dreht sich in Gedanken um sich selbst und ihre Probleme.

Die Tage und Wochen vergehen unspektakulär. Lea geht zur Schule, zweimal die Woche zum Wiegen und einmal die Woche zur Therapie. Und sonst läuft sie durch die Straßen – ruhelos, getrieben, kopflos. Hauptsache, in Bewegung. Ihre

Eltern haben den Kontakt zu ihr gänzlich verloren. Sie leben gemeinsam in einem Haushalt, aber am Familienleben nimmt Lea schon seit Jahren nicht mehr Teil. Ihr Zimmer liegt am hinteren Ende der großen Wohnung, dort hat sie ihre Ruhe, dort kann sie allein sein. Sie ist die Einzige der Familie, die ihre Zimmertür schließt und die Badezimmertür verriegelt, wenn sie duscht. Wenn sie zu Hause ist, verlässt sie ihr Zimmer nur selten. Wenn, dann geht sie auf Toilette und über den langen Flur, um zur Wohnungstür zu kommen. Natürlich muss sie auch in die Küche, sie muss essen, aber die Stube und das Zimmer ihres Bruders betritt sie eine lange Zeit gar nicht.

Die Therapie, die Lea macht, bringt keinen Fortschritt, sie tritt auf der Stelle. Sie lässt die Therapeutin reden, antwortet nur ungern – und wenn, dann einsilbig, ausweichend und wenig konkret. Fragen, die in Richtung ihrer Gefühle, ihrer Empfindungen und der eigene Wahrnehmung in Bezug auf sich selbst und/oder die Essstörung abzielen, wehrt sie ab. Die Probleme, Sorgen und Ängste, die sie hat, frisst sie in sich hinein, vergräbt sie tief in ihrem Inneren und wälzt sie dort hin und her. Sie macht alles mit sich selbst aus – ist nach wie vor der festen Überzeugung, dass sie allein am besten zurechtkommt. Dass sie damit schon klarkommen wird und dass alle anderen und alles um sie herum nur lästig und hinderlich ist.

Lea kann niemandem trauen, sie kann sich niemandem anvertrauen. Keiner würde sie verstehen, sie versteht sich ja selbst nicht. In all ihre Gedanken, Gefühle und in das, was sie quält, einmal Ordnung zu bringen, es genau zu betrachten und zu differenzieren – dazu hat sie nicht die Kraft. Dazu fehlt ihr der Mut. Zu schmerzlich und zu aufwühlend wäre das, was sie unter ihrer Magersucht vermutet. Ignorieren, verschweigen und unterdrücken – der Weg, der sich bewährt hat.

Aber es ist zu viel. Zu viel Negatives, das sie ständig und immerwährend auf sich selbst projiziert. Lea ist vollkommen überfordert. Mit sich, mit ihren Gefühlen, mit der Situation – mit allem. Das, was sie tagtäglich durchlebt, ist kein Leben mehr. Sie lebt nicht, sie existiert. Irgendwie – einen Tag nach dem nächsten. Sie stumpft immer weiter ab, es gibt keine Freude mehr. Egal was, es tangiert sie nicht mehr. Sie spürt eine enorme Kraft, die sie immer weiter nach unten zu ziehen scheint. Als wäre die Erdanziehungskraft stärker geworden. Die Beine zu heben, einen Fuß vor den anderen zu setzen und zu laufen, ist beschwerlich. Aber nicht nur das Laufen erfordert all ihre Konzentration. Auch das Denken, das Kommunizieren, das Interagieren – das Sein. Eigentlich alles strengt sie an. Es ist belastend und kräfteraubend. *Fühlt sich Aufgeben so an? Ist es bald vorbei? Wäre es nicht leichter zu sterben, als weiter zu kämpfen?*
Ihr Körper und auch ihr Geist lechzen nach Ruhe, nach Regeneration. Sie lechzen danach, nicht ständig gegen alles und jeden kämpfen zu müssen. Aber dieses tiefe Bedürfnis, diesen Wunsch erkennt sie nicht. Weitermachen, immer weitermachen – seit jeher die einzige Option. Koste es was es wolle, sie zwingt sich weiter. Jedoch ohne einen Sinn darin zu sehen, schlicht aus Mangel an Perspektiven und aufgrund des Anspruchs an sich selbst, nicht einzuknicken.
Wie ein Echo geistert immerwährend ein und dieselbe Frage durch ihren Kopf: »Wann ist es endlich vorbei?« Dabei ist

es egal, was es ist, das endlich vorbei sein soll. Ob es der Tag ist, eine Schulstunde, die Treppen, die sie grade steigt, oder ein Buch, das sie liest. Hat sie eine Hürde genommen, ist gerade etwas vorbei, gilt es schon, erneut die Zähne zusammenzubeißen und durchzuhalten. Nicht aufgeben, nicht nachdenken – einfach weiter. In der verzweifelten Hoffnung, diesem Wann-ist-es-endlich-vorbei-Mantra entfliehen zu können, lässt sie sich Antidepressiva verschreiben. Ihr eine Depression zu diagnostizieren ist eine Sache von wenigen Minuten.

Der Apotheker reicht ihr die unscheinbare, weiße Schachtel entgegen, Lea reißt sie ihm förmlich aus der Hand und stürmt nach Hause. Sie ignoriert die Einstiegsdosis – das Medikament soll JETZT wirken. Sie steht kurz davor, alles hinzuschmeißen, vor dem Leben zu kapitulieren.

Lea hat keine Vorstellung davon, was es genau ist, was sie da täglich nimmt. Was es ist, wie es wirkt und was es bewirkt. In ihrer Verzweiflung und in ihrer Unwissenheit sind es Gute-Laune-Pillen. Tabletten, die all ihre Sorgen in Luft auflösen. Tabletten, die das schaffen, was ihr nicht gelingt: ihre Probleme zu bewältigen und sie glücklich zu machen. Dass Antidepressiva keine Problemlöser sind und kein Garant für Glücksgefühle und gute Laune, das wird sie noch lernen.

Die Dosis, die sie nimmt – viel hilft viel –, ist für ihr geringes Körpergewicht viel zu hoch. Die Nebenwirkungen dementsprechend stark. Einmal vergisst Lea, die kleine weiße, süßlich schmeckende Pille einzunehmen. Sie ist gerade unterwegs, als Schwindel und Übelkeit sie überkommt. Schweiß bricht aus, und die Beine fühlen sich an, als wären sie aus Watte, sie geben unter ihr nach, und sie stürzt auf die Straße. Ein junger Mann in Anzug möchte ihr aufhelfen – aber sie ignoriert die Hand, die sich ihr entgegenstreckt, und auch seine Frage, ob sie verletzt sei. Rasch wendet sie den Blick ab, damit er ihr Gesicht nicht sieht – Tränen laufen ihr über die Wangen. Tränen der Wut und der Verzweiflung. Sie schämt sich für ihre Schwäche, für ihren Anblick und dafür, dass sie die Aufmerksamkeit der Passanten auf sich zieht.

Durch die Medikamente bekommt sie Akne. Dicke, eitrige Pusteln am Kinn, auf der Stirn und auf den Wangen. Immer, wenn die Anspannung zu groß ist, wenn der Druck irgendwie abgebaut werden muss, kratzt sie sich das Gesicht auf – bis es blutet. Wenn das erste Blut hervorquillt, fällt die Anspannung von ihr ab. Doch nur für einen denkbar kurzen Augenblick. Das Gefühl schlägt schlagartig um: Sie ist hässlich! Sie ist entstellt und gezeichnet. Sie schämt sich und weint vor Verzweiflung darüber, dass sie sich selbst so zurichtet.

Die Antidepressiva machen nichts besser, sie lösen keines ihrer Probleme. Im Gegenteil. Die Psychopharmaka lassen sie zusätzlich abstumpfen – sie spürt ihre Not nicht mehr allzu sehr. Wo kein Leidensdruck herrscht, da kann es auch nicht zu der Erkenntnis kommen, dass sich etwas ändern muss …

Sie wird weitere Jahre verschwenden. Sie zieht sich weiter in sich zurück, verschanzt sich in ihrer Parallelwelt. Das wirkliche Leben überfordert sie. Denn sie kann nicht mithalten mit den Anforderungen, die dort gestellt werden. Die Magersucht, die soziale Isolation, die krankhaft verzerrte Denkweise – das alles ist längst zum Selbstläufer geworden. Ein wirres Konstrukt von sich selbst erfüllenden Prophezeiungen, die sich gegenseitig bedingen und verstärken.

Doch nicht immer schafft sie es, äußere Einflüsse völlig zu ignorieren. Kommt es zu Vergleichssituationen, rettet sie einzig und allein die Gewissheit, dass sie zumindest dünner ist. Nach dem Motto: *Die und die kann das und das besser – ABER: Sie ist nicht so dünn wie ich. Ich bin nicht so perfekt wie sie, aber wenigstens bin ich dünn.* Dünn ist gleichzusetzten mit einem erstrebenswerten Schönheitsideal, mit Disziplin, mit Unantastbarkeit. Dass ihre Version von »dünn« schon lange weit ab von schön und erstrebenswert ist, das weiß sie zwar, kann und will aber nicht umdenken.

Lea scheut die Konfrontation mit der Wahrheit, leugnet sie. Sie zieht sich ganz in ihre Welt zurück. Eine Welt, in der ihre Bewertungskriterien gelten. Eine Welt, in der die Logik zu ihren Denkmustern passt und in der ihre Anschauungen Bestätigung finden. Für sie sind andere Dinge wichtig, für sie gelten andere Regeln.

Allem voran die Essstörung, sie steht konsequent an erster Stelle. Alles andere ist optional. Kommen Anforderungen auf Lea zu, die sie überfordern, übernimmt die Magersucht. Die kranken Gedanken werden so laut, nehmen so viel gedanklichen Raum und Zeit in Anspruch, dass für alles andere kein Platz mehr bleibt. Was auch immer es ist – es wird aufgegeben, fallengelassen und als nichtig erklärt. Stattdessen frönt sie der Essstörung. Die Gedanken kreisen unentwegt um die Fragen, was sie gegessen hat, ob es zu viel oder zu wenig war. Ob es das Richtige war, zur richtigen Uhrzeit. Und um die Fragen, ob, wann, wie und was sie als Nächstes essen wird. Alles andere verliert an Bedeutung. Ihre Probleme lassen sich so einfach und so schnell verdrängen, solange sie das Essen hat, mit dem sie sich beschäftigen kann.

Lea ist 19 Jahre alt und steht kurz vor dem Abitur. Ihre Mitschüler gehen abends aus, feiern und bändeln an. Sie sind eine Bande lebensfroher junger Menschen, die ausgelassen und übermütig ist. Sie treffen sich zum Picknick im Park unweit der Schule, sie machen gemeinsame Radtouren zum See, und sie können es kaum erwarten, ihr Abiturzeugnis in den Händen zu halten und ihre Freiheit zu gewinnen.

Lea dagegen hat nicht nur schrecklich Angst vor dem, was sie nach der Schulzeit erwartet, sie findet vor allem zu all dem, was die anderen begeistert und was sie bewegt, keinen Zugang. Sie hat schon lange den Anschluss verloren und keine Ahnung von dem, was Gleichaltrige interessiert und was sie beschäftig. Lea hat sich in eine kindliche, vermeintlich heile Welt zurückgezogen. Ihr Zimmer sieht aus wie das Kinderzimmer einer Siebenjährigen. Es ist in Rosa und Weiß gehalten, an den Wänden hängen Poster von Prinzessin Lillifee und Rosalie dem Einhorn. Sie liest Pferde- und Liebesromane, in denen die Welt in Ordnung ist.

Die Reaktionen darauf? Die von Außenstehenden bekommt sie nicht mit, blendet sie aus und ignoriert sie. Die Reaktion der Familie – das übliche Spiel: Ihr Vater ist ungläubig, kann es nicht fassen, *ist das ihr Ernst…?* Er kritisiert, vergleicht, provoziert. Ihre Mutter nimmt sie in Schutz und entschuldigt ihr Verhalten. Lea sei krank, er solle nicht so hart sein und so harsch urteilen. Er solle sie nicht noch unglücklicher machen, als sie ohnehin schon sei.

Und Lea? Sie steht dazwischen. Reflexartig fährt sie alle Abwehr hoch, um sich zu schützen und den Ansturm der Emotionen abzuwehren. Sie fühlt sich wehrlos. Ihr kommen die Tränen, egal was ihr Vater sagt, und Wut steigt in ihr auf, auch wenn ihre Mutter es nur gut mit ihr meint. Ihr Bruder ist bemüht, Partei für sie zu ergreifen, aber auch ihn wehrt sie ab. Sie schlägt um sich und teilt aus.

Die Verwandtschaft, sowohl in Bremen als auch in München, ist latent überfordert mit der Thematik. Was genau sich da in Berlin abspielt, was in Lea vorgeht, was sie dorthin getrieben hat, wo sie jetzt steht – keiner weiß es. Das alles ist zu weit weg, zu abstrakt, zu verstrickt und zu befremdlich. Ihre jüngeren Cousinen und Cousins wachsen heran, ohne je eine wirkliche Bindung zu ihr aufbauen zu können. Lea ist die, die nie zu Besuch kommt – die, die lieber wegbleibt. Lea ist der Sonderling – oder, wie ihre Großmutter nach einem Telefonat mit Lea einmal zu den Nachbarn sagte, weil sie dachte, die Verbindung sei schon unterbrochen: »Das war unsere Magersüchtige.« *Ich habe auch einen Namen, Oma. Aber du hast ja recht: Viel mehr als die Essstörung bin ich nicht mehr …*

Sie weigert sich, an Weihnachten mit zur Verwandtschaft zu fahren, sie boykottiert die Feiertage. Dieses Sich-einmal-im-Jahr-Sehen ist wie ein Spießrutenlauf. Jedes Jahr aufs Neue scheint es nur ein zentrales Thema zu geben: »Lea sieht aber wirklich nicht gut aus. Es scheint ihr ja doch sehr schlecht zu gehen. Was hat sie nur?« Und vor allem die Frage: »Hat sie zugenommen, hat sie abgenommen?« Einzig und allein darauf scheint es reduziert. Zumindest in ihrer Wahrnehmung. Etwas anderes bekommt sie nicht mit. Sie fühlt sich wie Vieh auf einer Auktion: vorgeführt, zur Schau gestellt, der Bewertung und der Meinung anderer ausgeliefert.

Die anderen drei, ihr Vater, ihre Mutter und ihr Bruder, bleiben Lea zuliebe in Berlin, um mit ihr Heiligabend zu verbringen. Jedes Jahr in der Hoffnung, bald wieder in Bremen und in alter Tradition zu feiern. Und jedes Jahr aufs Neue die Erkenntnis: Es hat sich NICHTS geändert, es hat sich NICHTS gebessert.

Zu Silvester haben Leas Eltern Nachbarn und Freunde eingeladen. Es gibt Raclette. Dass sie Käse essen wird, daran ist nicht zu denken. Ein wenig Gemüse, vielleicht eine Kartoffel. Aber schon beim Gedanken an die Dämpfe und Gerüche, die im Raum hängen werden, bekommt sie Panik.

Das stundenlange Am-Tisch-Sitzen – gefangen zwischen all den anderen, die ihr zu nah und zu laut sind. Und die viel zu wahllos mit dem Essen hantieren. Sie feiern ausgelassen, vertiefen sich in intensive Gespräche und können die Stimmung und das Festessen genießen. All das will Lea nicht, kann sie nicht. Sie will nicht essen, nicht von all dem Essen umgeben sein, und sie kann die Fülle an Reizen nur schwer ertragen.

Im Reitverein wird ebenfalls Silvester gefeiert. Ihre Chance. Auch um das Abendessen komplett auszulassen. Zu Hause sagt sie, dass sie im Stall essen wird – dort angekommen, erzählt sie, sie habe zu Hause bereits gegessen. Im Verein verwundert es niemanden, dass sie den größten Teil der Zeit allein im Stall verbringt, bei ihrem Pony. Viele sind immer wieder bei ihren Pferden, um nach dem Rechten zu sehen. Die vereinzelten Raketen, die bereits abgefeuert werden, und der Lärm der verfrühten Böller lassen die Tiere unruhig werden.

Lea sitzt mit dem Rücken gegen die Boxenwand gelehnt im Stroh und schaut ihrer Stute dabei zu, wie sie ihr Heu frisst. Joschy ist tiefenentspannt, nichts kann sie aus der Ruhe bringen. Ihr Pferd lässt sich vom Trubel um sich herum nicht beirren. Was für ein großes Glück sie hat, was für ein Geschenk dieses Pony ist. Sofort steigen die Schuldgefühle und das schlechte Gewissen in ihr auf, die sie überkommen, wenn sie sich klarmacht, wie wenig sie das Privileg, ein eigenes Pferd zu haben, wertschätzen kann. Sie könnte jeden Tag in den Stall fahren, sie könnte jeden Tag reiten oder anders mit ihrem Pferd arbeiten. Sie könnte gemeinsam mit Joschy Zeit verbringen. Sie grasen lassen, sie ausgiebig putzen, mit ihr spazieren gehen. All die Dinge, die sie früher so sehr geliebt hat. Früher hat sie jede freie Minute auf dem Hof in Mertensdorf verbracht, konnte sich stundenlang gedankenverloren rund um die Pferde beschäftigen. Heute schafft sie es höchstens einmal die Woche in den Stall. Sie reitet kaum noch und wenn, dann ohne Freude und ohne Ehrgeiz. Kaum ist sie auf dem Hof angekommen, fragt sie sich, wann es endlich vorbei ist und wann es wieder nach Hause geht …

Kurz vor Mitternacht bricht sie vom Stall auf, um nicht mit anstoßen zu müssen und den Umarmungen zu entgehen. Bis sie aus Kladow zurück in Charlottenburg ist, ist es fast zwei Uhr. Sie steht allein in der Kälte an einer Bushaltestelle, als das neue Jahr beginnt. Der Busfahrer wünscht ihr ein frohes neues Jahr – sie aber schafft es nicht, ihm ins Gesicht zu sehen und zu antworten. Sie bleibt stumm, wendet den Blick ab.

KAPITEL 8

MEPHISTO

Das Hungern führt dazu, dass Lea sich gedanklich einzig und allein mit dem Thema Essen/Nicht-Essen beschäftigt. Sie kann und muss sich nicht mit anderem auseinandersetzen. Emotional ist sie vollkommen leer. Und steigt doch einmal etwas in ihr hoch, lässt sich sofort ein essgestörter Gedanke davorschieben. Ist es ihr zu viel, sich mit etwas auseinanderzusetzen, kommt die Magersucht ins Spiel. Nichts ist wichtiger, alles andere steht hintenan.

Ihr Blick ist trüb, die Wangen sind eingefallen, die Kieferknochen stehen hervor. Sie hat dünnes, stumpfes und glanzloses Haar. Haarausfall – die Schläfen liegen frei, man sieht bis auf die Kopfhaut. Ihr Körper ist knochig – die Rippen sind zu sehen, und die Gelenke zeichnen sich deutlich unter der Haut ab. Ihren Oberarm kann sie mit einer Hand umfassen, die Knie wirken knubbelig und sind dicker als die Oberschenkel. Sie hat brüchige Nägel, die Nagelhaut ist eingerissen und blutig. Die Zahnhälse liegen frei.

Sie weiß, dass sie zu dünn ist, unterernährt – fühlt sich aber zu dick!

Sie weiß, dass sie hässlich ist. Im Bus trifft sie eine ehemalige Klassenkameradin. Sophies entsetzter Blick, als sie Lea erkennt – als sie sie wahrnimmt. Sophie starrt sie wortlos an, drängt zur Tür und flüchtet. Leas Atmung stolpert, und ein heißer Knoten bildet sich in ihrem Magen. Dort, wo ihr Herz

sitzt, schmerzt es furchtbar, und sie muss die Zähne fest zu-
sammenbeißen, um die Tränen zurückzudrängen.

Tagebucheintrag

*Die Angst – die schiere Panik, die mich überkommt, wenn ein
Kontrollverlust droht! Ich – ein heulendes Häufchen armseliger
Dreck, der der Krankheit hörig ist und winselnd vor ihr auf den
Knien rutscht. Ich – eine blasse, kläglich vor sich hin krepelnde
Witzfigur, die völlig verkrampft durchs Leben stakst.*
… abstoßend, schwach, ekelig!
*Mephisto – der kranke und essgestörte Teil in meinem Kopf,
er hat meine Seele.*

*Es hat sich eine fünfspurige Hochgeschwindigkeitssynapsen-
autobahn in meinem Kopf eingefräst, die ganz entschieden in
die falsche Richtung führt. Die Idee, ein wenig Gewicht zu verlieren, war ein kleiner Spatz, der ein wenig in meinem Kopf
gezwitschert hat. Aber es ist schon lange kein kleiner Spatz mehr
– er ist zu einem ausgewachsenen T-Rex mutiert, der ein sau-
mäßiges Blutbad anrichtet.*

Und dennoch: Der Kick, den es Lea gibt, zu wissen, dass sie
dünn ist, entschädigt alles. Sie empfindet Euphorie, Triumph,
Überheblichkeit. Sie braucht die Bestätigung, dass sie dünn
ist. Immer und immer wieder. Am sichersten erhält sie diese,
indem sie neue Kleidung kauft. Immer mehr und mehr – ihr
Kleiderschrank hängt voll von Dingen, die sie nie trägt, die sie
kein einziges Mal an hatte. Das Gefühl, XXS zu kaufen, in der
Kinderabteilung, oder nichts zu finden, weil die kleinste Größe an ihr herunterhängt, ist wie ein Rausch. Immer wieder

zieht es sie in die Geschäfte, sie gibt Unsummen für Kleidung aus, die sie nicht trägt. Wenn die Verkäuferin fragt, welche Größe sie trägt – »Die kleinste, die sie führen.« Sie schneidet die Preisschilder mit der Größe heraus und sammelt sie wie etwas Wertvolles und Rares in einer kleinen Schatulle. Die Kleidung hängt sie weg.

Donnerstags ist Wiege-Tag. Jede Woche aufs Neue eine Tortur. Die Essstörung tobt durch ihren Kopf, wirft Gefühle und Gedanken wild durcheinander und erzeugt eine Anspannung, die Lea am ganzen Körper spürt. Zudem versucht sie immer länger im Voraus, ihren Stuhl zurückzuhalten. Nach drei oder vier Tagen beginnen die Eingeweide höllisch zu schmerzen, und der Druck ist unerträglich. Während sie im Wartezimmer der Arztpraxis sitzt, bricht kalter Schweiß aus. Ihr ist abwechselnd heiß und kalt. Schauer laufen ihr über den Rücken, die sie erzittern lassen, ein Kribbeln geht durch ihren Körper.

Und darüber die alles beherrschende Frage: Ist es weniger geworden, hat sie abgenommen? Hat sie zugenommen? Die Panik und die Verzweiflung, wenn sie zugenommen hat. Und die Rechtfertigungen und die Konsequenzen, wenn sie abgenommen hat …

Dieses Mal ist es anders. Die Ärztin schaut auf die Waage, dreht sich wortlos um und geht zum Schreibtisch. Sie greift zum Telefonhörer und wählt die Nummer der Grolmanstraße. Nackte Angst überkommt Lea, und ihr schießen Tränen in die Augen. Sie hat es zu weit getrieben, sie hat den Bogen überspannt.

Was geschieht nun, wird die Ärztin sie einweisen? Sie will nicht! Sie will nicht in eine Klinik. Hätte sie beim Mittagessen doch nur etwas mehr gegessen. Hätte sie die Kartoffeln doch nur noch gegessen, statt sie an den Rand zu schieben. Oder hätte sie heut früh ihr Glas Milch ausgetrunken, statt es nach einem Schluck beiseitezuschieben. Wenn sie den Bus genommen hätte, um zur Arztpraxis zu fahren, statt die Strecke zu laufen … Es hätte gereicht, sie hätte es verhindern können. Hätte sie doch nur klüger justiert. Sie allein ist schuld. Schuld an dem, was jetzt kommt. Was es auch ist, es ist ihr Versagen! Sie, nur sie, hat es durch ihre Dummheit zu verantworten.

Mit einer Einweisung in den Händen muss Lea im Empfangsbereich warten, bis ihre Mutter kommt, um sie abzuholen. Der Rest des Tages und der Abend vergehen im Streit. Weinen, bitten, betteln und schreien – aber es nützt nichts. Am nächsten Morgen fährt ihre Mutter sie raus nach Wannsee, ins Theodor-Wenzel-Werk.

Ihr wird eine Magensonde gelegt. Um 7 Uhr, um 9 Uhr, um 11 Uhr, um 13 Uhr, um 15 Uhr, um 17 Uhr, um 19 Uhr und um 21 Uhr – alle zwei Stunden wird ein neuer Beutel eingestöpselt, in dem sich 2er Biosorb befindet. Flüssignahrung mit 2kcal/ml.

Sie gerät in Panik – Panik davor, fett zu werden. Die Nahrung und die Kalorien fließen unentwegt durch einen dünnen Schlauch, der durch die Nase und die Speiseröhre führt, in ihren Magen. Sie kann es nicht verhindern, sie kann den steten Fluss nicht aufhalten. Zudem kann sie sich nicht bewegen. Sie hat strenge Bettruhe, darf nicht einmal allein aufstehen, um auf Toilette zu gehen.

Die Essstörung jagt durch ihren Körper, sie kann keinen klaren Gedanken mehr fassen. Sie ist auf 180, innerlich aufgewühlt und steht wie unter Strom. An Abschalten, Loslassen und Verantwortung-Abgeben ist nicht zu denken. Sie wird sediert[1]. Ein Gefühl, als wäre der Kopf voll Watte. Sie nimmt ihre Umwelt nur noch verzögert und teilweise wahr. So als säße sie unter einer gläsernen Glocke. Geräusche hört sie gedämpft, ihr Sichtfeld ist eingeschränkt, und Berührungen spürt sie kaum. Ihre Haut scheint wie aus Gummi. Sie liegt im Bett – apathisch und völlig unbeteiligt. Eine Dauerschleife negativer Gedankenfetzen spukt unaufhörlich durch ihren Kopf.

Der Eigengeruch von Biosorb und Fresubin brennt sich unwiderruflich in ihr Hirn. Der süßliche Geruch der eingedickten Flüssigkeit nach Eiweiß und einem klebrigen Haselnussaroma lässt Übelkeit in ihr aufsteigen. Auch später noch, Jahre danach, setzen Ekel und ein Würgereiz ein, wenn sie eine Krankenhausstation betritt, auf der »zugefüttert« wird.

Den Kopf abgewandt, ihn nicht angucken müssen. Ihr Vater sitzt neben dem Krankenhausbett, leicht vorgebeugt. Sie liegt unter den Laken, starrt gegen die Wand.

Den Kopf abgewandt, ihn nicht angucken müssen – vor allem aber mit der Wange den feuchten Fleck bedecken, der sich langsam auf dem Kopfkissen ausbreitet. Wenn sie merken, dass die Sonde nicht richtig sitzt – wenn sie merken, dass die flüssige Nahrung ins Kopfkissen sickert, statt in ihren Magen zu fließen. Dann gibt es Ärger. Dann ziehen sie die Sonde und legen sie neu. *Dann werde ich fett – sie mästen mich hier.*

---

1 – sedieren: *medikamentös beruhigen, ruhigstellen*

Nach einer Ewigkeit steht ihr Vater endlich auf. Zieht sich unendlich langsam die schwarze, schwere Motorradjoppe an, greift zum Helm und geht. Was bleibt, ist die Osterglocke auf dem Nachttisch. Ein intensives Gelb in einem roten Topf. Sie wird der Schwester sagen, dass sie sie wegschaffen soll. Wegschmeißen. Gestern noch war sie Herr der Lage, konnte tun und lassen was sie wollte. Jetzt liegt sie hier, darf das Bett nicht verlassen. Wird vollgepumpt mit Biosorb: 2kcal/ml.

Eigentlich müsste Lea, zusätzlich zur Nahrung über die Sonde, zumindest kleine Mahlzeiten zu sich nehmen. Nicht so viel wie die anderen Patienten und auch nicht gemeinsam mit ihnen im Speisesaal, aber zumindest ein wenig. Aber sie verweigert jegliche Nahrungsaufnahme, lässt das Tablett jedes Mal unberührt wieder zurück in die Küche gehen. Auch das Trinken verbietet sie sich komplett. Nichts, aber auch rein gar nichts selbst Verschuldetes soll in ihren Magen gelangen. Das, was ihr über die Sonde eingetrichtert wird, ist schon mehr als genug. Der Gedanke, dass sie durch etwas zunehmen könnte, das nicht fremdbestimmt zugeführt wurde, selbst Schuld zu sein an einer Gewichtszunahme – unerträglich.

Zahnpasta zählt auch dazu – sie könnte einen Zahnpastarest versehentlich herunterschlucken. Und da sie schon nichts isst, braucht sie sich auch nicht die Zähne zu putzen. Sie hat furchtbaren Mundgeruch. Aber das stört Lea nicht. Auch ihre fettigen Haare und der säuerliche Gestank ihres ungewaschenen Körpers stört sie nicht. Sie zwingen sie, sich zu duschen. Aus eigenem Antrieb schafft sie es nicht.

Lea liegt im Bett – die Stunden, Tage und Wochen ziehen an ihr vorbei, ohne dass sie es merkt. Manchmal sitzt sie am offenen Fenster und schaut hinaus in den Garten der Klinik. Die warme Frühlingssonne scheint auf eine Vielzahl an Blüten und entlockt ihnen ihren betörenden Duft, der sich mit dem Geruch nach frisch gemähten Gras und der Feuchtigkeit des Rasensprengers mischt. Die Vögel zwitschern, und ein vibrierendes Summen liegt in der Luft. Das alles ist so echt, so intensiv, so lebendig – und doch so unheimlich weit weg. Sie legt vorsichtig einen Arm auf das Fensterbrett und spürt die Sonne auf ihrer Haut. Tränen steigen ihr in die Augen.

Magenkrämpfe und Verstopfungen quälen sie. Zum einen, da sie nichts trinkt. Zum anderen, weil der Verdauungsmechanismus wie lahmgelegt ist. Die Schwestern führen Zäpfchen ein und machen Einläufe. Sie sind harsch, ruppig und ohne viel Mitleid.

Und sie hat Nasenbluten. Mehrmals täglich – so stark, dass immer wieder die Ärzte hinzugerufen werden. Der Schlauch, der durch die Nase führt, reißt die trockenen Schleimhäute immer wieder auf.

Ihr Zustand und ihr Gebaren ist eine Zumutung für ihre Mitpatienten, zudem demoralisiert sie ihre Zimmernachbarn. Sie wird in ein Einzelzimmer verlegt. Das bedeutet: keine sozialen Kontakte mehr außer zu den Schwestern, die alle zwei Stunden kommen, um einen neuen Beutel anzuschließen. Besuch von ihren Eltern lehnt sie ab. Lea hasst sie dafür, dass sie sie hier im Krankenhaus abgegeben haben. Gibt ihnen die Schuld an dieser misslichen Lage, in der sie sich befindet. Sie wirft ihnen vor, es sich leicht zu machen. Sie einfach abgeschoben zu haben und sich so des Problems entledigt zu haben. Sie kann ihre Probleme auch nicht einfach so abgeben.

Sie spricht nicht mehr mit ihren Eltern, um sie zu strafen. Leas Klassenkameraden schreiben ihr einen Brief mit Genesungswünschen – er bleibt unbeantwortet.

Sara ist in Berlin – warum auch immer, wahrscheinlich besucht sie Till. Die beiden kommen ins Krankenhaus. Sie kommen unangemeldet und sitzen ein wenig betreten neben Leas Bett. Ein Gespräch wie unter Gleichaltrigen will nicht zustande kommen. Die beiden Jugendlichen sind sichtlich überfordert mit dem Zustand, in dem Lea sich befindet. Sie dagegen schämt sich und verkriecht sich unter der Decke. Das Zeug, das sie ihr geben, um sie ruhigzustellen, macht sie ganz fahrig und langsam im Kopf. Warum können sie nicht einfach wieder gehen? Niemand hat sie eingeladen! Sie sagt, sie sei müde und wolle jetzt schlafen.

Es gibt erbitterten Streit mit der Oberärztin. Und auch die Schwestern sind nicht gut auf Lea zu sprechen. Trotz stetig steigender Kalorienzufuhr nimmt sie nicht wirklich zu, widersetzt sich den Anordnungen der Pflege und verweigert nach wie vor das Essen. Als Konsequenz daraus und als Maßnahme muss sie zusätzliche Kalorien trinken. Sie empfindet solch einen Ekel vor dem dickflüssigen Eiweißgemisch mit seinem penetranten und markanten Eigengeruch, dass sie es kaum schlucken kann und ihr speiübel wird. Im Anschluss jedes Fläschchens Fresubin muss sie jeweils dreißig Minuten auf einer Bank vor dem Schwesternzimmer sitzen, damit sie sich nicht bewegt, keine Abführmittel nimmt oder erbricht. Den Großteil des Tages verbringt sie auf einem harten, metallenen Dreisitzer und starrt auf die gegenüberliegende Wand.

Zur Schau gestellt für alle, die auf Station ein- und ausgehen. Besucher schauen sie an – irritiert und mit ungenierten Blicken. Die anderen Mädchen reden über sie, meiden sie. Sie schämt sich, dort zu sitzen – so schutzlos den Blicken aller ausgeliefert. Und sie langweilt sich. Sie hat das Gefühl, wahnsinnig zu werden, dort auf der blau lackierten Metallbank. Sie will weg. Sie will nach Hause.

Zu Hause würde sie essen, das verspricht sie. Sie würde alles tun, nur um hier herauszukommen!

Theodor-Wenzel-Werk
(März & April 2008)

Diagnose:

Anorexia nervosa[1] (F50.0)
Marasmus[2] (E 41)
Sek. Amenorrhoe[3] (N 91.1)
Leberzellschädigung (K 76.9)
Leukopenie[4] (D 70.0)
Rezidivierende Epistaxis[5] (R 04.0)

1 – Magersucht / 2 – fortschreitender Verfall der körperlichen und geistigen Kräfte (durch Alter oder Krankheit) / 3 – Ausbleiben der Periode bei zuvor regelmäßiger Monatsblutung (unter Ausschluss von Schwangerschaft und Wechseljahren) / 4 – Mangel an Leukozyten (weißen Blutkörperchen) im Blut / 5 – wiederkehrendes Nasenbluten

Aufnahmebefund:

Frau G. wurde mit wenig Eigenmotivation vorwiegend auf Betreiben der Mutter erneut stationär aufgenommen, nachdem hausärztlicherseits eine weitere ambulante Betreuung der Patientin für zu riskant betrachtet worden war. 19-jährige, bewußtseinsklare Patientin in reduziertem Kräftezustand und marastischem Ernährungszustand (33,7 kg bei 165 cm Körpergröße, BMI 12,5). Blasse Hautfarbe. Rissige Haut an den Händen. An einigen Fingern eingerissene Nagelhaut. Atrophische Mammae[1]. Über den Lungen hypersonorer Klopfschall bei fehlender Fettschicht. Marmorierte Haut der Beine. Eingefallene, sehr angespannte Bauchdecken. Blutdruck bei 105/70 bds. Ansonsten bei der internistischen und der orientierenden neurologischen Untersuchung kein path. Befund.

Behandlung und Verlauf:

Wegen bedrohlichen Untergewichts mit einem BMI von 12,5 ernährten wir Frau G. nach Aufnahme enteral über eine Magensonde (Biosorb in ansteigender Dosierung), ließen sie Bettruhe einhalten und sedierten[2] sie mit Promethazin. Zur Thrombose- und Pneumonieprophylaxe[3] wurde die Patientin krankengymnastisch behandelt. In den ersten Tagen sank das Gewicht noch weiter auf 32,7 kg (BMI 12,1), um dann sehr zögerlich anzusteigen. Das von uns gesetzte Zielgewicht von

---

1 – Schwund von Brustdrüsengewebe durch Ungleichgewicht im Hormonhaushalt / 2 – sedieren: medikamentös beruhigen, ruhigstellen / 3 – Vorbeugung einer Lungenentzündung bei gefährdeten Patienten

36,5 kg (BMI 13,5) erreichte die Pat. trotz ausreichender Kalorienzufuhr auch nach vier Wochen nicht.

Dass Frau G. sich von ihren Eltern ins Krankenhaus »wie ein Haustier in den Käfig« abgeschoben gefühlt hatte, hat den gesamten Verlauf der Behandlung bestimmt und bestimmte auch die Art der Entlassung. Die Patientin überraschte uns am 21. April mit der Aussage, ihre Mutter habe zusammen mit der Therapeutin beschlossen, sie solle nach Hause kommen und ambulant weiterbehandelt werden. Dies wurde von der Mutter kurze Zeit später telefonisch heftig dementiert; damit konfrontiert, bezichtigte die Pat. wiederum ihre Mutter der Falschaussage.

Unter diesen Umständen, wegen der beschriebenen Gewichtsstagnation, wegen mehrfachen Nichteinhaltens von Absprachen und weil die Pat. offensichtlich zu einer Gewichtszunahme nicht motiviert war, sahen wir keine Basis mehr für eine weitere psychosomatische Behandlung bei uns, zogen die Magensonde, entließen die Patientin nach Hause und regten eine Betreuung für die Bereiche Heilbehandlung und Aufenthalt zur Heilbehandlung beim Amtsgericht Charlottenburg an.

KAPITEL 9

KRANK – NICHT MEHR UND NICHT WENIGER

Zu Hause greift man wieder zu dem bewährten Prinzip: Sie isst, was man ihr vorsetzt. Ohne Kompromisse, ohne Ausnahme, ohne nachzufragen und ohne etwas übrig zu lassen. Doch es dauert, bis Lea zunimmt. Noch zweimal zieht die behandelnde Internistin die Reißleine und weist sie ins Krankenhaus ein. Sie bleibt jeweils nur für eine Nacht – die Blutwerte sind jedes Mal stabil, ihr Widerstand und ihr Protest zu groß.

Lea geht wieder zur Schule. Gerade noch rechtzeitig. Ein paar Tage länger in der Klinik und sie hätte das Schuljahr wiederholen müssen. Beziehungsweise hätte die Schule endgültig abbrechen müssen. Zwei Jahrgänge infolge zu wiederholen ist nicht möglich. Sie konzentriert sich ganz auf die Unterrichtsinhalte – sie hat so viel nachzuholen, will unbedingt den Anschluss schaffen. Allein um das Thema Schule endlich abschließen zu können. Sich nicht weiter in einem Klassenverband befinden und sozialen Anforderungen entsprechen zu müssen. Minuziös listet sie auf, wie viele Monate, Wochen, Tage, Stunden und Minuten sie noch in der Schule verbringen muss, bis sie ihr Abiturzeugnis ausgehändigt bekommt. Sie zählt rückwärts runter. Um jeden Tag, der ereignislos verstreicht, ist sie froh.

Sie duckt sich, versucht, nicht aufzufallen und kein Aufsehen zu erregen. Dennoch spürt sie die Blicke der anderen. Sie betrachten Lea mit einer gewissen Skepsis und halten sicherheitshalber Abstand. Nicht dass sie dieser Abstand stören würde. Aber es erschwert ihre Versuche unterzutauchen erheblich. Ihre Leistungskurslehrerin kommt auf sie zu. Natürlich freue sie sich, dass Lea wieder da sei. Leistungsbezogen solle sie sich mal keine Sorgen machen, das ginge sich aus. Aber ob Lea sich sicher sei, dass sie dem Druck des Abiturs gewachsen sei? Sie sehe sehr erschöpft aus, gewichtstechnisch habe sich ja nicht allzu viel getan ...

Könnt ihr mich nicht einfach alle in Ruhe lassen?!

Das Abitur rückt immer näher. Ein Abiballkomitee wird gegründet, die Mottowoche und die Abifahrt geplant und ein Tanzkurs angeboten, um ein paar Grundschritte zu erlernen. Doch all das will Lea nicht. Wie sähe sie neben den anderen aus? Die Jungen in dunklen, maßgeschneiderten Anzügen. Die Mädchen in tiefdekolletierten Kleidern. Sie hat seit Jahren kein Kleid mehr getragen, besitzt nicht einmal Kleidung, die ihr wirklich passt.

Sie geniert sich vor den Blicken der Jungen – versucht krampfhaft, das, was ist beziehungsweise nicht ist, mit Kleidung zu verstecken. Im Winter ist es erheblich leichter – aber im Winter friert sie erbärmlich. Im Sommer wird es schwieriger. Vor allem jenseits der 30 Grad.

Sie trägt prinzipiell nur noch lange Hosen. Der Anblick ihrer dünnen Beine mit den knubbeligen Knien ist ihr peinlich. Zudem sind die Beine ständig übersät mit blauen

Flecken und Blutergüssen. Sie weiß nicht, wo diese ständig herkommen – spürt es kaum, wenn sie sich stößt. Auch ihr Brustbein hält sie immer bedeckt. Die Rippen und die Schlüsselbeinknochen sind zu sehen, außerdem zeichnen sich die bläulichen Adern deutlich unter der blassen, durchscheinenden Haut ab. Über einem T-Shirt trägt sie immer noch ein langärmliches Hemd als Jäckchen, um die spitzen Schultern, die dünnen Arme und die im Vergleich dazu monströs wirkenden Ellenbogen vor den Blicken anderer zu verbergen. Braun wird sie so oder so nicht – ihr fehlen die Vitamine, die die Haut benötigt, um Farbe zu entwickeln.

Die Null-Bock-Phase, die andere in der 9. oder 10. Klasse erleben, setzt pünktlich zur Abiturvorbereitung ein. Die Stunden des Tages, die Lea in der Schule verbringt, werden immer weniger – sie schwänzt die Schule. Wenn sie sagt, sie müsse zum Arzt, fragt keiner weiter nach. Fast täglich fährt sie raus in den Stall, zu Joschy. Oder sie radelt mit dem Fahrrad ziellos durch die Straßen. Alles ist besser, als in der Schule zu sitzen. Ob sie das Abitur schafft oder nicht, ist ihr schon fast egal geworden. Zu groß ist die Angst vor dem, was danach kommt, was sie nach der Schule erwartet. Sie scheut die Auseinandersetzung mit Gedanken an ihre Zukunft, denn ihr fehlt jegliche Vorstellung davon, was sie mit sich und ihrem Leben anfangen soll.
Noch immer muss sie wöchentlich zum Wiegen. Auch andere internistische Untersuchungen zur engmaschigen Überwachung ihres Gesundheitszustands stehen regelmäßig an. Einen Tag bevor sie die Abiturklausur in Mathematik schreibt, werden die aktuellen Blutwerte bestimmt und ein EKG geschrieben. Wieder möchte die Ärztin sie einweisen –

aber zwei Straßen weiter wirft Lea den Überweisungsschein in einen Papierkorb. Zu Hause erwähnt sie nichts vom Rat der Medizinerin.

Lea lernt nicht groß fürs Abitur – findet keine Ruhe und keine Motivation. Sie liest die Hefter der Prüfungsfächer eher flüchtig quer und hofft ansonsten, dass es irgendwie reicht. In den meisten Fächern kommt sie mit dem durch, was sie aus 13 Jahren Schule mitgenommen hat. Nur in der Geschichtsklausur sitzt sie da, schaut den Großteil der Zeit aus dem Fenster und weiß nicht, was sie schreiben soll. Es ist ein zu spezielles Thema – kriegerische Auseinandersetzungen in der Renaissance haben sie noch nie wirklich interessiert. Ohne genaue Jahreszahlen, Daten und Fakten kann sie hier nicht punkten.

Der Tag der Zeugnisverleihung. Die Veranstaltung ist für mehrere Stunden angesetzt – die Eröffnungsrede vom Direktor, mehrere Reden der verschiedenen Fachbereiche und natürlich die Rede des Schülervertreters. Danach die feierliche Übergabe der Abiturzeugnisse. Sie kommt absichtlich zu spät, um bei der Einzugsprozedur in die Aula nicht dabei sein zu müssen, und will sich davonstehlen, wenn ihr das Zeugnis ausgehändigt wurde.

Die Jungen tragen gebügelte Hemden, die Mädchen farbenfrohe Sommerkleider. Nur Lea ist grau in grau – trägt eine weite, ausgebeulte und fadenscheinige Stoffhose, dazu ein formloses, langärmliges Shirt, das an den Ellenbogen fast durchgewetzt ist. Sie sitzt in der langen Stuhlreihe neben all ihren Mitschülern und wartet darauf, dass ihr Kurs und ihr

Name aufgerufen wird. Sie hält den Blick gesenkt, schaut auf ihre verschränkten Hände im Schoß und versucht, alles andere um sie herum auszublenden. Nach einer qualvollen Ewigkeit wird endlich auch ihr Kurs aufgerufen. Voll Unbehagen steht sie im Scheinwerferlicht auf der Bühne der großen Aula. Ihre Leistungskurslehrerin überreicht ihr das Zeugnis, schüttelt ihr die Hand und möchte sie umarmen.

Zu nah! Zu dicht! Instinktiv weicht sie zurück und wehrt die Berührung ab. Die Umarmung missglückt, ein kurzer peinlicher Moment entsteht, und sie stolpert zurück in die Reihe. Sie will nur weg – runter von der Bühne, raus aus dem grellen Licht und an die frische Luft. Ihr Kopf ist hochrot angelaufen, die Haut brennt und prickelt vor Scham und dem inneren Drang, Reißaus zu nehmen.

Der letzte Tag in der Schule. Das letzte Mal, dass sie ihre Mitschüler und Lehrer sieht. Sie ist die Einzige, die nicht zum Abiball geht, und sie fährt nicht mit auf Abifahrt. Sie ist die Einzige, die kein Abi-Shirt haben wollte, und die Einzige, die nicht mit auf dem Abschlussfoto ist.

Sie ist fertig mit der Schule, hat das Abitur in der Tasche. Und nun? Lea lässt ein weiteres Jahr verstreichen, in dem sie nichts tut. Nichts für sich und ihre Zukunft, nichts dafür, gesund zu werden. Sie isst – das, was sie gezwungen wird zu essen. Aber ohne Eigenantrieb, ohne den ernsthaften Versuch, etwas an ihrer Situation zu verändern. Noch immer hält sie einfach aus, was ist – betäubt und auf Distanz gehalten durch die Psychopharmaka.

Obwohl sie schon seit Jahren bei der Drogeriemarktkette SCHLECKER arbeitet – zuerst als Aushilfe und Springer, später dann als stellvertretende Filialleitung –, lehnt sie das Angebot ab, eine Filiale zu übernehmen. Sie weiß, dass es eigentlich nur einen Weg für sie gibt – studieren. Sie weiß es, kann es sich jedoch nicht vorstellen. Zu groß ist die Angst vor den Anforderungen eines Studiums, dem Leistungsdruck, dem Vergleich und dem Wettbewerb unter den Kommilitonen. Zu groß ist die Angst vor den vielen fremden Menschen.

Von außen betrachtet ist sie gewillt. Isst – zumindest das, was man ihr vorsetzt. Nimmt sogar langsam ein wenig zu. Aber im Kopf ist sie noch keinen Schritt weiter. Sie befindet sich nach wie vor fest in der Hand der Essstörung. Sie lügt, betrügt und schummelt, wo es nur geht.

Wer ist sie ohne die Essstörung? Lea hat und ist nichts außer ihre Magersucht. Vor allem der Kontakt zu Gleichaltrigen wird immer schwerer. Sie hat bisher NICHTS erreicht in ihrem Leben.

Die anderen studieren, gehen auf Weltreise und beziehen ihre erste eigene Wohnung. Sie pflegen Freundschaften und führen Beziehungen. Nur Lea macht den lieben langen Tag nicht mehr, als sich einzig und allein um sich selbst zu drehen. Sie verfolgt kein Ziel, hat keine Zukunftspläne, sieht keinen Sinn in ihrem Leben und empfindet keine Freude. Sie kommt mit niemandem aus außer mit sich selbst – und das auch nur sehr schwer. Sie kann nicht einmal mehr ein aufrichtiges und interessiertes Gespräch mit einem anderen Menschen führen.

Alles, was sie bisher geschafft hat, ist, ihren Körper zu entstellen und sich sozial-emotional jeglicher Kompetenzen zu berauben.

Wer ist sie ohne die Essstörung? Was bliebe übrig, wenn Lea nicht mehr magersüchtig wäre. Im Freundeskreis, der im Grunde der Freundeskreis ihrer Eltern und ihres Bruders ist, ist sie weniger Lea, als vielmehr die mit der Magersucht. Alle machen irgendetwas Tolles, zeichnen sich durch etwas Besonderes aus, tragen auf ihre Weise zur Gemeinschaft bei – nur Lea weiß nicht, wohin mit sich und ihrem Leben. Nur sie hat keine eigenen Pläne, zeigt keine Eigeninitiative. Ist, wenn überhaupt, nur am Rande dabei.

Ohne Teil zu haben, ohne Bestandteil der Gruppe zu sein. Sie hat keine tragende Rolle in der Gemeinschaft – sie ist lediglich die, die eine Essstörung hat. Mehr nicht. Von ihr erwartet niemand mehr etwas, an sie werden keine Anforderungen gestellt. Dass sie sich in irgendeiner Weise sozialverträglich verhält, das erwartet keiner mehr – sie ist schließlich krank …

Sie ist einzig und allein krank. Nicht mehr und nicht weniger. Die Sicherheit, die ihr die Magersucht gibt, macht alles andere wett. Kompensiert die Einschränkungen, die fehlende Freude am Leben, die soziale Isolation. Nichts von alle dem ist es wert, die Essstörung aufzugeben.

Selbst wenn Lea es wirklich wollte – wäre es so einfach? Könnte sie einfach gesund werden? Könnte sie einfach mehr essen? So viel essen, dass sie aus dem Untergewicht herauskäme? So viel essen, dass ihr Körper dauerhaft ausreichend versorgt wäre? Und ist allein das Erreichen des Normalgewichts ein Garant dafür, dass sie dann gesund ist? Fraglich bis unwahrscheinlich. Denn das Essen beziehungsweise das Nicht-Essen ist nur das Symptom. Zugrunde liegt eine tiefgreifende soziale und emotionale Verunsicherung. Sie weiß nicht, wer oder was sie ist. Sie weiß nicht, wer oder was sie sein möchte.

Sie hasst sich für ihre Unfähigkeit, Gefühle adäquat zu empfinden, sie wahrzunehmen und zu äußern. Sie verurteilt und hasst sich für all das, was sie nicht ist, was sie nicht kann, was sie nicht macht. Das Einzige, was sie kann, was sie besser kann als irgendwer in ihrem Umfeld, ist essgestört zu sein. Essgestört und »anders«. Ihr Alleinstellungsmerkmal. Wenn sie die Essstörung aufgeben würde – was und wer wäre sie dann? Es würde nichts bleiben. Ihr fehlt die Vorstellung davon, womit sich ihre Zeit, ihre Gedanken, ihre Persönlichkeit füllen würden. Lange schon befolgt sie nur noch passiv Befehle ihrer Essstörung. Das Gefühl, eigenständig und frei über das eigene Leben bestimmen zu können, gehört der Vergangenheit an. Ihr Mephisto hält die Zügel fest in den Händen und lenkt sie ganz nach seinem Willen.

Lea steht unter permanenter Kontrolle ihrer Mutter. Die Mahlzeiten werden ihr vorgesetzt, und es wird streng überwacht, dass sie aufisst. Freiwillig, ohne Druck und Sanktionen, geht gar nichts. Sie ist unselbstständig und allein nicht lebensfähig. Sie hat sämtliche Selbstverantwortung abgegeben und sich damit jeglicher Autonomie beraubt. Sie lebt kein eigenes Leben, sie lebt als Anhängsel ihrer Eltern. Was für andere ein Familienurlaub ist, über den sich alle Beteiligten freuen, ist bei ihr keine freiwillige Entscheidung. Ihre Eltern fliegen in den Urlaub, und sie muss mit. Ob sie will oder nicht.

Ihr Bruder geht schon lange seine eigenen Wege, er hat keine große Lust auf eine Kulturreise in die türkische Provinz. Eine zweiwöchige Bustour durch Kappadokien. Das Durchschnittsalter der Reisegesellschaft liegt bei 65 Jahren. Nur in einem der drei weiteren Busse fährt ein Junge mit, ein paar Jahre älter als sie. Was auch immer ihn in diesen Bus und in die türkische Steppe verschlagen haben mag. Ein hochgewachsener junger Mann mit dunkelbraunem Haar. Am dritten Tag der Reise kommt er auf sie zu und stellt sich vor: Lennart. Den Rest der Zeit ist sie damit beschäftigt, Lennart aus dem Weg zu gehen.

Leas Großmutter kommt ins Krankenhaus. Sie hat Krebs – im Endstadium. Der Bauchraum ist voller Geschwüre. Erst soll sie operiert werden, aber es ist zwecklos. Auch eine Chemotherapie und eine Bestrahlung sind völlig ausgeschlossen. Es ist eine Frage von Tagen, höchstens Wochen.

Lea betritt die Station, und ihr wird schlecht. Der Geruch von schalem Krankenhausessen, flüssiger Nahrung und alten und kranken Menschen löst einen Würgereiz in ihr aus. Sie fühlt sich schuldig und wird mit mahnenden Blicken bestraft. Mit versteinertem Gesicht, abweisend und mit zum Zerreißen gespannten Nerven sitzt sie auf einem Stuhl neben dem Krankenbett ihrer Oma. Sie kann sich nicht dazu überwinden, sich ihrer Oma nicht nähern. Sie hat Angst, sie zu berühren. Sie will weg, weg aus diesem Zimmer – raus aus dem Krankenhaus.

Was bei den anderen ankommt ist, dass sie wieder eine Sonderbehandlung braucht – dass sie Terz macht, weil es zur Abwechslung einmal nicht um sie geht. Ihre Großmutter muss wohl denken, dass sie Lea nicht wichtig ist. Dass ihre schwere Krankheit nichts in dem Mädchen auslöst.

Und so ist es auch – zumindest fühlt Lea nichts. Sie fühlt keine Trauer, keine Verzweiflung, keine Verlustangst und keinen Schmerz angesichts der Endlichkeit des Lebens. Sie hat nicht das Bedürfnis, Abschied zu nehmen. Auch das Sterben ihrer Großmutter ist für sie nur Zeit, die verbracht werden muss. Wann ist es endlich vorbei? Wann müssen sie nicht mehr ständig nach Bremen fahren und täglich ins Krankenhaus gehen? Sie kann nicht weinen – weder auf der Beerdigung noch in der Zeit danach. Bis heute nicht.

Nach der Verlegung ihrer Großmutter ins Hospiz wird es leichter. Dort herrscht keine sterile Krankenhausatmosphäre. Die Gerüche sind weniger intensiv, und das Ambiente ähnelt eher dem einer Reha-Klinik. Das Zimmer liegt ebenerdig und hat eine kleine Terrasse. Aber ihrer Oma geht es schlecht, sie liegt im Sterben. Sie ist nicht mehr die Alte, kaum wiederzuerkennen. Innerhalb von nur wenigen Wochen hat sie rasant an Gewicht verloren. Klein und zart, mit grauem Gesicht und eingesunkenen Augen, liegt sie da. Ihr Gesichtsausdruck ist unheimlich traurig. Sie spricht nicht viel und wenn, dann nur sehr leise, schleppend. Sie war immer eine lebendige, fröhliche, pragmatische und energische Frau – nun aber wirkt sie fahrig und abwesend. Völlig verfremdet. Sie hat Schmerzen, gegen die ihr Morphium verabreicht wird. Leas Großmutter wird nicht mehr miterleben, dass es ihrer ältesten Enkelin eines Tages wieder besser geht. Sie wir nicht mehr sehen, wie all ihre Enkel zu jungen Erwachsenen heranwachsen.

KAPITEL 10

WAR ES DAS ...?

Ein weiteres Jahr ist um, ein weiteres Jahr hat sich nichts getan. Lea ist kein Stück weiter. Durch das konsequente und regelmäßige Essen ein paar Kilo schwerer, aber im Kopf keinen Deut vorangekommen. So krankheitsuneinsichtig wie all die Jahre zuvor.

Das Fundament jeder Suchterkrankung ist das Lügen und Betrügen. Die Erkrankung hält sich aufrecht, indem sie Lea in ein in sich schlüssiges und perfektes Lügenkonstrukt einbettet. Dieses Konstrukt mit seiner ganz eigenen Wirklichkeit betrügt die Menschen um Lea herum, aber vor allem sie selbst. Die Einwände gegen jegliche kritische Stimmen, die es suggeriert, sind dabei so überzeugend, so vehement und so vertrauenserweckend, dass es leichtfällt, ihnen Glauben zu schenken. Sie geistern unentwegt durch Leas Kopf, sie halten die Gedanken im Gange und geben keine Ruhe. Erst wenn Lea die Überzeugungen, die von der Krankheit verzerrt sind, abnickt, sie akzeptiert, klingt der Sturm im Kopf ein wenig ab. Wieder eine Lüge, die es schafft, tiefer in das Unterbewusstsein vorzudringen, um sich dort abzulagern und wie eine dicke Schicht aus Schlacke gesunde Impulse unter sich zu begraben.

Wie bei jeder Form der Wirklichkeit gilt auch hier: Die Lügen, die verzerrte Wahrnehmung, dienen dazu, die eigene Welt greifbar zu machen, sie verstehen und einordnen zu können. Auf der verzweifelten Suche nach Halt und Orientierung beruhigt die krankheitsuneinsichtige Wirklichkeitskonstruktion, in dem sie Sicherheit suggeriert, etwas vormacht, beruhigt, die Dinge schönredet und sie herunterspielt.

Allen Widrigkeiten zum Trotz redet Lea sich ein, studieren zu können. Bereit dafür zu sein, in eine fremde Stadt zu ziehen und sich allein behaupten zu können. Sich allein zu ernähren und für sich zu sorgen. Sie redet sich ein, den Anforderungen eines Studiums gewachsen zu sein und sich auf dessen Inhalte konzentrieren zu können. Sie redet sich ein, ihren Fokus weg von der Essstörung und auf etwas richten zu können, das sie weiterbringt. Sie liebäugelt mit dem Studiengang Architektur. Entscheidet sich, nach ausgiebiger Recherche und aufgrund der Bestnote im aktuellsten Studiengangführer, für die Brandenburgische Technische Universität Cottbus.

Ein Zimmer wird angemietet. 22 Quadratmeter in einem Studentenwohnheim in unmittelbarer Nähe des Campus. Zwei Wohneinheiten teilen sich ein Bad, in jedem Zimmer eine kleine Küchenzeile. Das Studentenwohnheim wurde gerade frisch saniert, es ist ein Erstbezug.

Das Zimmer ist hell und freundlich. Es liegt im vierten Obergeschoss, aus den großen Fenstern blickt man weit über die Gebäude der Universität bis in die Innenstadt. Ihre Nachbarin in der kleinen Wohneinheit heißt Annika. Das junge Mädchen studiert Soziale Arbeit an der Fachhochschule Lausitz und freut sich sehr darüber, endlich Gesellschaft zu bekommen. Die Hälfte der Zimmer des Wohnheims stehen noch leer, entsprechend gespenstisch ist die Stille. Annika zeigt Lea bereitwillig den Wäschekeller sowie die Remise mit den Müllcontainern und macht sie mit dem Concierge bekannt. Annika schlägt gemeinsame Filmabende vor und dass sie zusammen kochen könnten. Lea nickt zwar brav und sagt, das könnten sie gern mal machen, aber vor Annika zu essen ist ganz bestimmt das Letzte, was Lea tun wird.

Sie besteht darauf und drängt so lange, bis ihre Eltern einwilligen, auch das Pferd umzustellen. Ende September zieht Lea, mit einem Auto voll Kisten und Koffern, in die Lausitz – unweit der polnischen Grenze. Zwei Tage später wird auch Joschy verladen. Der Stall liegt unmittelbar hinter der Stadtgrenze, viereinhalb Kilometer vom Wohnheim entfernt. Joschy in ihrer Nähe zu wissen beruhigt Lea ungemein – aber vor allem ist es der beste Vorwand, sich nach der Vorlesung davonzumachen.

Die freie Zeit zwischen den Pflichtveranstaltungen, die ihre Kommilitonen nutzen, sich einander bekanntzumachen und sich anzufreunden, verbringt sie im Stall. Es dauert ganz genau zwei Wochen, bis sie auch hier zum offiziellen Einzelgänger geworden ist. Ihr Tisch im Atelier steht so weit wie möglich entfernt von denen der anderen, sie macht prinzipiell dann Pause, wenn ihre Kommilitonen gerade wiederkommen, und aus den Gruppenarbeiten windet sie sich mit allerlei Ausreden heraus.

Sie würde schrecklich gerne den Tanzkurs besuchen, der vom Unisport angeboten wird – aber es bleibt bei der ersten Stunde. Paartanz heißt, es tanzen zwei Menschen zusammen. Zwei Menschen zusammen heißt, da ist ein Gegenüber – der ihr nahe ist, sie anfasst, ihren Körper berührt.

So fest hat sie sich vorgenommen, alles richtig zu machen! Ausreichend und gesund zu essen, sich ihren Kommilitonen gegenüber offen und nahbar zu zeigen. Mit ihnen zusammenzuarbeiten und es vielleicht sogar zu schaffen, Freundschaften zu schließen. Aber dann sind da diese vielen ihr fremden Menschen. Alles ist neu, sie hat keinerlei Orientierung. Es gibt nichts, was ihr die Sicherheit verschafft, die sie so dringend braucht. Es gibt nichts, das sie beruhigt und ihr die Gewissheit gibt, dass sie und das, was sie tut, richtig ist. Sie fühlt sich verloren und ohne jeglichen Halt, wenn sie versucht zu sein, wie und was sie in Wirklichkeit nicht ist. Die Fassade fühlt sich falsch an. Kalt und fremd.

Schon fast körperlich kann sie spüren, wie sie sich gegen all das, was auf sie einströmt, wehrt. Es ist ein Vibrieren im Brustkorb, das sie unruhig werden lässt und das verhindert, dass sie tief und gleichmäßig atmen kann. Es treibt sie an, es treibt sie vor sich her. Sie läuft, sie flüchtet – in der verzweifelten Hoffnung, diese Fremde irgendwie abschütteln, sie abstreifen zu können.

Lea ist viel allein unterwegs. Streift durch die Stadt oder sitzt im Atelier an ihrem Tisch und arbeitet fürs Studium. Sie setzt alles daran, sich in die anfänglichen Inhalte des Studiengangs zu vertiefen, will den Aufgabenstellungen gerecht werden und alles aufnehmen, was die Dozenten ihnen an Input bieten. Sie will gute Arbeit abliefern, ist erpicht auf Lob und Bestätigung.

Mit den Anforderungen des Studiums, vor allem aber mit den Anforderungen an sich selbst konfrontiert, wird ihr Essverhalten erneut von Tag zu Tag schlechter. In den ersten Wochen schlägt sie sich wacker, sie kämpft. Aber es ist nicht von langer Dauer. Wie ihre Kommilitonen geht sie mittags in die Mensa – krampfhaft versucht sie den Eindruck zu vermitteln, als wäre das etwas Alltägliches, kein Problem für sie und als würde sie sich auf die Mittagspause freuen. Doch schon beim Betreten der Mensa bricht sie in kalten Schweiß aus. Ihre Schritte verlangsamen sich, ihre Beine scheinen schwerer zu werden, und es kostet sie alle Anstrengung, einen Fuß vor den nächsten zu setzen. Ihr Körper versteift, innerlich ist sie unruhig, verunsichert, fühlt sich verloren und hilflos. Die vielen Menschen, die Lautstärke und die Geschäftigkeit. Und das viele Essen! Die Auswahl, die angeboten wird, ist schier unendlich. Etliche Tagesgerichte – mit oder ohne Fleisch, vegan, gluten- oder laktosefrei. Dazu Theken, an denen Individuelles zubereitet wird, und eine Pasta-Station, an der zwischen diversen Nudelsorten und einem Dutzend Soßen gewählt werden kann. Lea muss wählen, was sie essen soll. Je länger sie zwischen den Theken umherirrt und das Angebot vergleicht, desto größer wird die Verunsicherung. Welches Gericht hat die wenigsten Kalorien, bei welchem Menü ist die Portion am kleinsten? Dazu der Druck, sich entscheiden zu müssen. Möglichst rasch. Es darf nicht zu offensichtlich sein, dass sie hadert – um alles in der Welt will sie den Anschein wahren.

Dabei kann sie nur verlieren. Egal welches Gericht sie wählt, egal was schlussendlich auf ihrem Teller landet – die Stimme der Essstörung wird ihr Vorhaltungen machen. Sie wird am Tisch sitzen, das Essen vor sich – und Mephisto, die Essstörung, wird ihre Entscheidung kritisieren.

Es dauert nicht lange und Lea meidet die Mensa.

Sie streift durch die Supermärkte des Orts, auf der Suche nach Diätprodukten und Low-Fat-Varianten. In der Einkaufsstraße der Innenstadt entdeckt sie eine Eisdiele, die mit kalorienreduziertem ZERO-Eis wirbt. Auf eine Kugel Eis kommen gerade einmal 5kcal. Stolz schickt sie ein Foto von ihrem Eisbecher nach Hause und schreibt dazu, sie säße in einem Café in der Sonne.

Lea verliert Gewicht. Die Beschäftigung mit den Themen Essen und Gewicht steht wieder im Mittelpunkt – prompt und ohne erstzunehmende Konkurrenz.

Sie sieht die immer weiter sinkende Zahl auf der Waage, aber sie will es nicht wahrhaben. Sie flüchtet vor der Realität – schaut nicht hin, lenkt sich ab. Hektisch läuft sie durch die Stadt – durch die Straßen und die Geschäfte.

Was zuvor der Waschzwang war oder das selbstverletzende Verhalten, ist nun der Drang danach zu klauen. Dabei geht es weniger darum, was sie klaut, als vielmehr um das Klauen an sich. Nichts von dem, was sie mitgehen lässt, braucht sie wirklich. Der Nervenkitzel, die Angst, erwischt zu werden, und der Triumph, wenn sie etwas erbeutet hat. Der Kick, den das Klauen ihr gibt, verdrängt kurzzeitig die Gedanken, Ängste und Zwänge, die sonst pausenlos in ihrem Kopf präsent sind.

Sie hat Heimweh und merkt, dass sie sich in einem erneuten Abwärtsstrudel befindet. Aber sie verbietet sich, nach Hause in die Grolmanstraße zu fahren. Den Kontakt zu ihren Eltern hat sie auf ein Minimum reduziert. Zu offensichtlich ist es, dass sie nicht alleine zurechtkommt in Cottbus und erneut abnimmt. Sie schämt sich – und will sich ihr Scheitern nicht eingestehen. Sie verdrängt und vertuscht es.

Bis ein durchdringender, heller Ton im Ohr einsetzt, der wellenförmig an und abschwillt. Sie kann kaum etwas anderes mehr hören. Geräusche von außen sind gedämpft, Stimmen und Sprache kann sie nicht mehr richtig verstehen. Das hohe, helle Piepen schwillt an und ab, raubt ihr die Konzentration, macht sie wahnsinnig. Und panisch, als es gar nicht mehr aufhören will. Irgendetwas stimmt nicht. Das Letzte, was sie möchte, ist zum Arzt gehen zu müssen. Wie paralysiert sitzt sie da, starrt mit leerem Blick gegen die Wand. Dunkelheit, Kälte, laute Musik – was Lea auch versucht, nichts hilft. Sie bricht in Tränen aus, schlägt hart mit Fäusten gegen ihre Schläfen und auf den Kopf ein. Aber außer dass die Schläge schmerzen, verändern sie nicht viel. Trotz großer Widerstände sucht sie schließlich einen HNO-Arzt auf, der einen Hörsturz diagnostiziert.

Lea hasst sich für ihre Schwäche. Dafür, dass sie auch unter der aktuellen Herausforderung des Studiums erneut einknickt. Den Anforderungen nicht gewachsen ist. Warum kann sie nicht einfach einmal funktionieren? So wie alle anderen auch. Warum kann sie nicht einfach ein ganz normales Leben führen – so wie der Rest der Welt? Wieso schafft sie das, was andere wie selbstverständlich meistern, nie? Wieso ist sie so schwach – wieso kann sie sich nicht einfach mal zusammenzureißen? Sie pendelt noch drei Wochen täglich zwischen Berlin und Cottbus, muss das Studium dann aber Ende des Jahres aufgeben.

Also wieder zu SCHLECKER, Shampoo und Waschmittel verkaufen. Lea kann ihren Eltern kaum ins Gesicht blicken, so sehr schämt sie sich. Sie ist hoffnungslos und voller Selbstvorwürfe. Sie ist am Boden. Erneut wird sie im Theodor-

Wenzel-Werk vorstellig, erhofft sich Hilfe und einen Ausweg aus ihrer verzweifelten Situation. So weit ist es mittlerweile schon gekommen – sie würde freiwillig in eine Klinik gehen. Aber die Oberärztin lehnt sie ab. Nach dem, was sie sich dort schon alles geleistet hat, will man sie, verständlicherweise, nicht noch einmal wiedersehen!

Ihr Psychiater erhöht die Dosis der Antidepressiva, und sie hungert weiter.

Lea kann nicht mithalten, in keinem einzigen Bereich des Lebens. Sie vergleicht sich mit anderen und kommt dabei schlecht weg. Alle studieren, genießen ihr Leben, sind (mehr oder weniger) hübsch und erfolgreich. Nur sie, sie versagt auf ganzer Linie. Der Kontakt zu Gleichaltrigen und ehemaligen Freunden ist schier unmöglich geworden. Sie schämt sich, weiß sich nicht zu erklären.

Sie scheut die Konfrontation mit ihrem Versagen – möchte die Situation und ihre Lage am liebsten verleugnen. Ein Teufelskreis: Die Essstörung und das damit verbundene negative Selbstbild halten sie davon ab, positive Erfahrungen zu machen. Das Ausbleiben positiver Erfahrungen festigt und rechtfertigt wiederum ihr negatives Selbstbild.

Ihr Vater sagt etwas zu ihr. Der Moment mag nicht der passendste sein, und sie will es nicht hören – aber recht hat er doch. Er sagt: »Worauf willst du stolz sein, wenn du nichts leistest?« Berechtigte Frage.

Sie hasst sich dafür, dass sie so schwach ist! Zu schwach, um die Magersucht loszulassen. Egal wie willenlos und zerbrechlich Lea je gewirkt hat – sie war stets fest davon überzeugt, dass sie stark genug sei, das alles zu überwinden und eines Tages als Siegerin aus dem Duell gegen die Magersucht hervorzugehen. Schon allein, weil die Alternative undenkbar ist. Scheitern und verlieren liegt nicht in ihrer Natur.

Aber sie ist an einem Punkt, an dem sie ihre eigene Überlegenheit so sehr infrage stellt wie nie zuvor. Haben die Ärzte recht, die sie schon lange aufgegeben haben?

War es das, war das ihr Leben? Macht sie es vielleicht noch ein paar Jahre und wird eines Tages an akutem Organversagen sterben? Oder schlichtweg verhungern?

Wie kann das angehen?! So konsequent essgestört, über so viele Jahre. Ohne Kompromisse – das erfordert Disziplin. Eiserne Disziplin! Einen unbedingten Willen und in gewisser Weise Stärke. Wenn sie also doch stark ist – warum kann sie diese Stärke nicht auch aufbringen im Kampf gegen die Magersucht? Warum kann sie nicht genauso rigoros, gnadenlos und ohne Skrupel das Ziel verfolgen, zuzunehmen, gesund zu werden?

Silvester. Freunde der Familie veranstalten eine Kostümparty. Motto: 1900. Das Haus, das die Familie unlängst gekauft hat, ist Baujahr 1900. Es ist ein rauschendes Fest, und es könnte solch ein schöner Abend sein.

Lea ist absolut vernarrt in ihr Kleid! Zusammen mit ihrer Mutter und ihrem Bruder war sie eine Woche zuvor draußen in Adlershof, in einem Kostümfundus. Ihr Bruder trägt eine Stresemannhose, dazu einen Gehrock und eine Fliege. Ihr Vater einen Smoking mit Zylinder. Die Jungen haben sich, extra für diesen Abend, einen Schnurrbart stehenlassen. Sie trägt ein Kleid original aus der Kaiserzeit. Es ist aus taubenblauem, festem Seidenstoff und passt perfekt – wie auf den Leib geschneidert. Das Kleid mit all seinen Unterkleidern, Borten und Rüschen ist viel schwerer, als es aussieht. Es hat eine eingenähte Korsage aus Fischgräten und eine leichte Schleppe. Es lässt sie bis über beide Ohren strahlen. Könnte sie den Abend doch nur aus vollem Herzen genießen. Aber sie fühlt sich fremd zwischen all den Menschen. Viele der Jugendlichen kennt sie schon aus der Zeit im Kinderladen. Aber es gelingt ihr nicht, mit ihnen in Kontakt zu kommen. Sie findet keinen Zugang zu den Gesprächen der anderen, hält sich abseits.

Dass sie mit ihrer schmalen, untergewichtigen Figur in dieses Kleid passt, triggert enorm. Sie entspricht einem Schönheitsideal – sie sieht es im Spiegel und bekommt es durch die Komplimente aller Anwesenden zu spüren. Die Taille, die das Kleid zaubert, fasziniert sie.

Mit Anfang zwanzig lebt Lea immer noch zu Hause. Sie bekommt weder ihr Leben in den Griff, noch ihre Gefühle, ihre Gedanken oder ihre Emotionen.

Irgendetwas muss geschehen, denn die Aussichten sind beklemmend. Sollte sie weiter ein unmündiger Pflegefall bleiben, würde früher oder später doch ein gesetzlicher Vertreter die Vormundschaft übernehmen. Schon der Gedanke daran ist angsteinflößend. Alleine in einer Wohnung leben kann sie nicht, ausgeschlossen, diese Vorstellung. Eine TWG, eine Therapeutische Wohngemeinschaft, wäre eine Alternative.

In Berlin gibt es mehrere Träger, die speziell auf die Betreuung von Jugendlichen und jungen Erwachsenen mit einer

Essstörung ausgerichtet sind. Lea führt ein Gespräch mit den Betreuern der TWG »Mondlicht«, in der Gelben Villa in Berlin-Kreuzberg. Und ist zu Besuch im Reichensteiner Weg, zum Informationsgespräch bei »Bitter & Süß«. Die Adresse im Berliner Westen klingt vielversprechend. Doch die Dahlemer Villa ist dunkel, unaufgeräumt, zugestellt mit Möbeln und riecht durchdringend nach kaltem Essen. Sie fühlt sich schrecklich unwohl, ekelt sich und würde das Gebäude am liebsten fluchtartig wieder verlassen. Nie würde sie hier einziehen. In ein verwinkeltes Zimmer unter dem Dach, mit fleckigem Teppich und vergilbten Wänden. Aber sie beißt sich auf die Zunge und harrt aus. Lässt sich von der Sozialarbeiterin, die in der WG arbeitet, herumführen, die Gruppenregeln erläutern und das Betreuungskonzept erklären.

Der Träger plant eine weitere WG, eine Wohngemeinschaft mit 24-Stunden-Betreuung. Drei Straßen weiter, in einer weitläufigen, hellen, frisch renovierten Altbauwohnung. Sie ist Feuer und Flamme, hier möchte sie leben. Noch sind WG-Plätze frei – sie ist die zweite Bewerberin und hat somit freie Hand bei der Zimmerwahl. Es ist Frühsommer – sie muss noch bis Anfang Oktober warten, bis sie offiziell einziehen darf. Aber der Sommer ist gerettet, sie hat eine Perspektive – sie ist optimistisch, voller Zuversicht und Tatendrang.

Am 2. Oktober zieht sie um. In ein großes, helles Zimmer mit Parkettboden und Stuck an der Decke. Ganz wie zu Hause – eigentlich müsste sie sich wohlfühlen. Ihre Mitbewohnerin Laura ist ruhig und wirkt scheu, auf ihren schmalen Schultern scheint eine große Last zu liegen. Laura hat tiefbraune Augen und dunkles, lockiges Haar. Das Kennenlernen verläuft zögerlich – Lea hat große Angst, Laura mit ihrer be- und oft abwertenden Art zu verschrecken, sie in die Enge zu treiben. Dann, das spürt sie, würde das Mädchen dichtmachen. Zum Glück ist immer einer der Betreuer anwesend, was den Kontakt zwischen den beiden Mädchen erleichtert. Dennoch: Lea ist verunsichert und kann sich nur schlecht in die neue Situation einfinden. Sie empfindet Misstrauen, fühlt sich allein und fremd.

Sie war so zuversichtlich, dass der Neuanfang in der Therapeutischen WG der Start in ein Leben sein könnte, das sie selbst gestaltet und in dem sie glücklich sein darf. Sie war so zuversichtlich und hat dabei jegliche Option eines Scheiterns außen vor gelassen. Mal wieder hat sie die Rechnung ohne die Stimme der Essstörung gemacht, die sie so gerne verleugnet. Aber ihr Mephisto schläft nie, er ist wachsam. Er weiß, sich in den rechten Momenten gekonnt zurückzuhalten, um dann aus einem Hinterhalt heraus erneut zuzuschlagen. Eigentlich ist es kein Schlag, den er vollführt. Vielmehr ist es ein subtiles Untergraben von Träumen und Anstrengungen, bis diese, Mal für Mal, in sich zusammensacken wie eine nasse Sandburg.

Drei Wochen nach ihrem Einzug in die Therapeutische Wohngemeinschaft hat sie drei Kilo abgenommen – die Abwärtsspirale beginnt erneut. Die Konsequenzen der Gewichtsabnahme sind täglich stattfindende Gespräche mit den Betreuern, der Ernährungsberaterin und dem behandelnden Internisten.

Innerhalb kürzester Zeit befindet sie sich ein weiteres Mal fest in den Klauen der Magersucht. Ihr Tag ist bestimmt vom Diktat der Essstörung – die Zahl auf der Waage bestimmt, ob sie sich schlecht fühlt, sich hasst und infrage stellt, oder ob sie ihre Selbstzweifel verdrängen kann und es erträglich ist. Entgegen der Hausregeln hat Lea ihre eigene Waage von zu Hause mitgebracht. Sie versteckt sie unter einem Berg Wäsche, ganz unten in ihrem Kleiderschrank. Sie wiegt sich morgens, nüchtern, nackt und nach dem Gang auf die Toilette – täglich.

Von den Betreuern der WG erhofft sie sich keine Hilfe. Sie stellt sich ins Abseits mit ihrem Gebaren und hat sie zu Gegnern erklärt, die kontrollieren, reglementieren und verbieten. Das Miteinander, das der Leitgedanke der Therapeutischen Einrichtung sein sollte, gerät völlig aus dem Fokus. Unter den Neuzugängen, die mit der Zeit einziehen, entfacht ein Wettstreit darum, wer am wenigsten isst. Der ständige Vergleich mit dem Tischnachbarn, die Missgunst, das Lügen und Betrügen – das sind die vorherrschenden Themen. Die Gruppenabende sind eine reine Farce und der vermeintliche Zusammenhalt nur auf den eigenen Vorteil bedacht.

So oft Lea kann, flüchtet sie sich zu Joschy. Dort kann sie der Kontrolle und der beklemmenden Stimmung in der WG entkommen. Aber es ist Winter geworden, und es ist kalt im Stall. Die Kälte ist unerträglich, sie friert erbärmlich. Stundenlang sitzt sie in der kleinen Sattelkammer, dicht neben einem Ölradiator, die Hände tief in ihren Jackentaschen vergraben. Die anderen Mädchen reiten, kümmern sich um ihre Pferde oder sitzen gemeinsam im Aufenthaltsraum. Es fragt sich schon lange keiner mehr, warum sie ständig allein ist. Was sie da eigentlich treibt und warum sie überhaupt in den Stall kommt, wenn ihr Pferd ihr scheinbar so egal ist.

Anfang Dezember bekommt sie, nach dem wöchentlichen Wiegen beim Internisten, eine Einweisung in die Klinik ausgehändigt. Aber sie weigert sich, in die Notaufnahme zu fahren, fährt alle Gegenwehr auf. Sie diskutiert und argumentiert bis in den späten Abend und handelt mit ihrer Bezugsbetreuerin eine Gnadenfrist aus. Bis Weihnachten muss sie beweisen, dass sie es ernst meint mit dem Leben in der WG. Muss zeigen, dass sie gewillt ist, zuzunehmen und Eigenverantwortung zu übernehmen.

Bis Weihnachten passiert, wie nicht anders zu erwarten, natürlich nichts dergleichen. Trotz der kleinen Gewichte, die sie in ihrer Unterwäsche versteckt, reicht das Wiege-Ergebnis nicht aus. Am 27. Dezember steht sie mit ihren Koffern und Kisten erneut in der Grolmanstraße vor der Tür ihrer Eltern.

KAPITEL 11

HYPNOSE

Lea ist beratungsresistent, nur auf Abwehr gepolt und genauso krankheitsuneinsichtig wie eh und je. Die Klinik nimmt sie nicht mehr, und auch aus der betreuten WG ist sie rausgeflogen. Die Verzweiflung, Ratlosigkeit und Hoffnungslosigkeit aller Beteiligten ist groß. Lea setzt alles daran zu ignorieren, schaltet auf Durchzug und versucht, das erneute Scheitern mit aller Kraft zu verdrängen. Und die Eltern: Wäre es nicht die eigene Tochter, ihre Eltern würden Lea wohl in ein Pflegeheim geben. Dies wäre ein tiefer Fall, von dort würde sie einen Absprung wohl nie wieder schaffen. Ihre Eltern hadern. Sie wissen nicht, wohin mit der Tochter. Sie wissen nicht, was sie noch tun könnten. Und was eventuell noch helfen würde …

Weitermachen – seit jeher die einzige Option. Medikamentös gut eingestellt vergeht Tag um Tag. Lea weiß, dass die Antidepressiva, die sie nimmt, nichts besser machen und sie nicht heilen werden – dennoch traut sie sich nicht, diese abzusetzen. Gewichtstechnisch hat sie sich um die 37 Kilogramm eingependelt, die sie, wenn sie von Ärzten und Therapeuten nach ihrem Gewicht befragt wird, großzügig auf 40 Kilogramm aufrundet. 37 Kilo – zu mager, ja. Aber immerhin nicht so dünn, dass sie ständig kurz vor der Einweisung steht oder auf offener Straße angefeindet wird. Lea gilt als austherapiert und chronisch krank.

Es ist keine schöne Zeit. Definitiv nicht. Nichts kann sie wirklich begeistern. Das tägliche Wiegen bestimmt darüber, wie sie sich fühlt. Absolut scheiße oder eben so, dass sie zumindest nicht jede Minute darüber nachdenken muss, wie unwohl sie sich fühlt. Wohl fühlt sie sich nie.

Lea hat kein Selbstbewusstsein mehr, kein Selbstwertgefühl. Sie ist froh, wenn der Tag vorbei ist. Wenn sie sich in ihr Zimmer zurückziehen und in ihr Bett verkriechen kann. Sie geht früh zu Bett – oft schon um 17 oder 18 Uhr.

Sie ist hässlich! Nicht nur äußerlich – mit den staksigen Gliedern, dem pickeligen und fleckigen Gesicht, den dünnen Haaren und der flaumigen Behaarung am ganzen Körper. Auch ihr Wesen ist hässlich geworden. Verzerrt und gepeinigt von der Essstörung. Sie ist falsch, berechnend und befremdlich. Es fällt schwer, etwas Liebenswürdiges an ihr zu entdecken, und sie arbeitet hart daran, das alles nur noch zu verstärken. Sie drangsaliert, terrorisiert und manipuliert. Mit ihrem Verhalten fordert sie stets eine Sonderbehandlung ein. Sie hat es erfolgreich geschafft, sämtliche soziale Kontakte zum Erliegen zu bringen. Endlich ist sie allein. Endlich lässt man sie in Ruhe. Das, was sie sich immer gewünscht hat! Und sie ist dünn. Auch das hat sie sich immer gewünscht. Heißt das, dass sie nun endlich glücklich ist …?

Mitnichten – Mephisto fordert seinen Tribut! Sie steht unter dem Diktat ihrer Essstörung. Nichts anderes ist von Relevanz, nicht anderes hat höhere Priorität.

Sie isst jeden Tag das Gleiche. Immer zur gleichen Uhrzeit, mit immer den gleichen Ritualen. Der gleiche Platz am Esstisch, das gleiche Geschirr und das gleiche Besteck. Sie bewahrt es gesondert vom Geschirr der restlichen Familie auf. Spült ihren Teller und ihre Gabel nach jeder Mahlzeit ab, statt die Spülmaschine zu benutzen. Weicht auch nur eine Kleinigkeit von ihrem starren Muster und dem gewohnten Ablauf ab, bekommt sie Panik. Gerät sie in Zeitverzug und verschiebt sich der Zeitpunkt, an dem sie ihr Essen zu sich nimmt, oder wurde ihr Besteck verlegt, droht die komplette Mahlzeit auszufallen. Zu groß wären die Selbstvorwürfe, die sie sich im Nachhinein machen würde.

Geht der Vorrat von dem, was sie isst, zur Neige und bekommt sie exakt diese Produkte im Supermarkt nicht, klappert sie eine Filiale nach der nächsten ab, um genau das zu finden, was sie sucht. Einen Fruchtjoghurt zum Beispiel. Es muss nicht nur immer die gleiche Marke sein, sondern auch immer die gleiche Geschmacksrichtung. Unterschiedliche Geschmacksrichtungen haben unterschiedlich viele Kalorien. Und seien es drei oder vier Kilokalorien – das Konzept würde zusammenbrechen, wenn sie nicht genau den Jogurt bekommt, den sie immer isst. Selbst wenn sich nur das Verpackungsdesign geändert hat, braucht sie einige Zeit, um dem Neuling vertrauen zu können.

Lea hasst sich für diese Zwänge. Schämt sich! Es ist ihr peinlich, einkaufen zu gehen, und sie erledigt ihre Einkäufe dann, wenn die Geschäfte möglichst leer sind. Sie hat Angst, dass sie jemand dabei beobachten könnte, wie sie die Nährwertangaben der Lebensmittel auf den Verpackungen kontrolliert und diese vergleicht. Denn obwohl sie immer das Gleiche kauft, muss sie sich jedes Mal aufs Neue zwanghaft vergewissern, dass die Kalorienangaben noch dieselben sind. Und immer wieder schauen, ob es eventuell andere und neue Produkte im Sortiment gibt, die weniger Kalorien haben. Außerdem hasst sie es, an der Kasse zu stehen. Sie und ihr Einkauf sind den Blicken und der Aufmerksamkeit der anderen ausgesetzt. Was, wenn jemand kommentiert, was sie kauft? Sie möchte nicht angeschaut und nicht angesprochen werden. Sie möchte nicht in der Schlange stehen müssen und warten. Sie fühlt sich vorgeführt, präsentiert und eingeschlossen zwischen den anderen Kunden. Sie ist dort festgenagelt, hat keinen Fluchtweg. Würde sie Reißaus nehmen, sie würde alle Blicke auf sich lenken und Aufsehen erregen.

Sie lebt, überlebt. Sie existiert – einen Tag nach dem nächsten. Ohne ein Ziel im Leben und ohne eine Aufgabe. Ohne Lachen. Ohne Emotionen – außer dem Hass gegen sich selbst. Sie weiß schon lange nicht mehr, was ihr Leben früher einmal ausgemacht hat. Wer sie war, was sie gefühlt und was sie gedacht hat. Was sie damals bewegt und womit sie sich den lieben langen Tag beschäftigt hat.

In eine weitere Therapie setzt sie nur wenig Hoffnung. Was soll sie dort? Sie war schon bei so vielen Therapeuten, bei so vielen Ärzten – ohne Erfolg. Nur verschwendete Zeit.

Dennoch willigt sie ein, es mit einer Hypnosetherapie zu probieren. Wenigstens muss sie dort nicht reden. Sie ist es leid zu erzählen. Immer und immer dasselbe. Bei jedem Therapeuten, bei jedem Arzt, die gleiche Leier. Bis sie alles bisher Erlebte berichtet hat, sind Minimum sechs Sitzungen vergangen – sie kann schon genau sagen, wann ihr Gegenüber nicken wird und wann der Stift gezückt wird, um etwas in die Krankenakte zu notieren.

In Neuruppin ist alles ganz anders. Die Praxis der Hypnose-therapeutin, die ihr empfohlen wurde, liegt unweit des Ruppiner Sees, direkt in der Innenstadt. Frau Gerling ist offen, herzlich und zugewandt. Sie ist eine beeindruckend starke Frau, die Leben und Liebe ausstahlt. Ab diesem Tag fährt Lea regelmäßig nach Neuruppin. Über Jahre.

Hypnose ist kein Hexenwerk – weder ist es Hokuspokus, noch wirkt es von jetzt auf gleich. Im Nachhinein betrachtet aber, im Laufe der Zeit, war diese Arbeit mit dem Unterbewusstsein wohl der Wendepunkt.

So kam Lea zu mir.

Mit einer langen E-Mail über ihre Geschichte wandte sich Lea 2013 an mich, um sich nach Erfolgschancen der hypnotherapeutischen Arbeit für Ihre Situation zu erkundigen. Der Brief war grundehrlich, dies imponierte mir. Auch deswegen habe ich sie in der Folge zu einer intensiven Therapie angenommen. Die langen, sich teils wiederholenden Sätze ließen einen offenen Blick auf ihr Leid und vor allem ihre eigene Reflexion zu. Klar war von Anfang an: Da ist etwas Intelligentes, das ihr die Arbeit gleichzeitig erleichtern und erschweren würde. Lea strapazierte zu dieser Zeit ihren Verstand permanent über.

Lea brauchte nicht mehr darauf gebracht zu werden, mit dem Versteckspiel aufzuhören. Das war ein Schritt, den sie bereits selber gemacht hatte. Sie wusste mit ihrem Verstand alles, hatte alle Therapien bereits gemacht. Therapien, die auf eine einsehende Verhaltensänderung abzielten, was in ihrer Situation nicht funktionieren konnte. Dies hatte sie durchschaut, konnte natürlich dennoch nicht heraus. *Zwänge kommen aus dem Unbewussten und können mit reiner Verstandeskraft nicht gesteuert werden.* Nach ausführlicher Erläuterung meinerseits war ihr dies mit ihrem Bewusstsein durchaus klar.

Der erste Termin fand am 22. November 2013 statt. Lea war 25 Jahre und wog 40 Kilo. Von Anfang an verschwieg sie nichts. Lea ist hochsensibel, und es war erstaunlich für mich, dass sie die Schuld nie bei anderen gesucht hat. Sie quetschte mich in meiner Rolle als Therapeutin aus, ging in Verhandlungen, und das Vertrauen musste sich erst aufbauen. In ihrer Beobachter-Position war ihr klar, dass sie diejenige war, die mit ihrer Ausstrahlung bestimmen konnte, dass niemand mit ihr spielt. Sie spürte wohl auch instinktiv, dass niemand ihr etwas Böses, sondern nur ihr Bestes wollte. Die Schuld sah sie stets in sich und durchschaute ihr eigenes Spiel, dass sie mit ihrer Ausstrahlung alles lenken konnte.

Noch vor Beginn unserer Therapie hatte Lea dem kranken und essgestörten Anteil in ihrem Kopf einen Namen gegeben. Wir arbeiteten mit Mephisto. Auch wenn die Symptomatik die komplette Macht über sie hatte, war ihr dennoch klar, dass ihre Erkrankung »nur« ein Anteil von ihr war. Obwohl sie sich selber an einem ihrer Tiefpunkte wahrnahm, empfand ich sie bereit für die Hypnose, auf eine Art sogar vorbereitet. Dies hat zwei Gründe: a) Ihr Verstand war austherapiert. b) Sie ist klug genug, um zu verstehen, was Hypnose bedeutet, sodass sie sich darauf einlassen konnte. Lea war bereit zur Mitarbeit und hatte verstanden, dass es kein Schalter von außen sein wird, der sie rettet. Dennoch war sie durch ihre körperliche Verfassung der aktiven Arbeit gegenüber zu Beginn oft kraftlos eingestellt und bat oft – manchmal zu oft – um direkte, tiefe Hypnosen, statt *an die ursächliche Arbeit zu gehen. Für mich galt sie zu keinem Moment in den Möglichkeiten als austherapiert. Sorgen machte mir das immer gleiche Problem dieser Erkrankung, dass Risiko und Manifestierung von Folgeerkrankungen umso höher werden, je länger der Prozess dauert. Das Hormonsystem von Lea funktionierte bereits über Jahre nicht mehr in einem natürlichen Zyklus, und ich wusste durch andere Klienten zu gut, was folgen wird. Sie selber hatte dies damals natürlich nicht im Kopf.*

Insgesamt haben wir in 20 hypnotischen Sitzungen miteinander gearbeitet. Jede Sitzung hat sie für sich genutzt, was die Arbeit gut strukturieren ließ. Sie brauchte stets jeden Teil der Therapiestunde. Das Vorgespräch, die Hypnose, das Nachgespräch. Ein Element hätte nicht fehlen dürfen.

Es gab immer ein letztes Fünkchen Lebenswillen, sodass wir kontinuierlich weiterarbeiten konnten. Auch wenn sie Antidepressiva einnahm, nahm sie diese nicht völlig gedankenlos, und so war das Arbeiten mit einer inneren Instanz möglich, die einen Kampf auf Lebenswillen führte.

In der Hypnotherapie gibt es unterschiedliche Hypnose-Arten. Das hatte Lea schnell verstanden. Die ursächliche Arbeit ist körperlich anstrengender und wird dadurch bei Krankheitsbildern mit extremer körperlicher und geistiger Erschöpfung oft abgewählt. Die tiefen, direkten Hypnosen fühlen sich an wie eine enorme Erleichterung und Geborgenheit, die sich über die heftige Symptomatik legt. Für den Klienten eine direkte Erleichterung, für den Therapeuten manchmal ein innerer Zwiespalt und zwischen Lea und mir eine Situation zwischen Verhandlung und Feinfühligkeit. Eine wiederkehrende Bitte: »Ich weiß, Frau Gerling, sie wollen weiterkommen und ursächlich arbeiten, aber diese tiefen Suggestionen helfen mir. Ich brauche sie so sehr.«

Für mich war es dann schwer auszuhalten, nur zu lindern.
Wenn auch verständlich, da sie körperlich sehr erschöpft war.
Obwohl ich wusste, dass es nur für kurze Zeit helfen würde, war
ohne ihre Mitarbeit mehr nicht möglich. In vielen Lebenssitua-
tionen sind bereits wenige rein heilende Hypnosen zielführend,
doch sind Ursachen tief verankert, werden Heil-Hypnosen al-
leine nicht dauerhaft und stabil die Situation verändern. Von
Hypnose zu Hypnose haben wir immer gemeinsam entschieden,
was es braucht, und für die Vertrauensbildung habe ich Lea von
Anfang an Einblick in die Planung gegeben. So durfte ich auch
gleich zu Beginn mich einer ihrer Ressource nähern und mit ihr
arbeiten. Wir konnten das Wort »vorwärts« an die Oberfläche
holen; ein Türöffner, mit dem sie sich in weiteren Hypnosen
sehr gut in einem Future Fix selber in der Zukunft visualisie-
ren konnte. Im Verlauf konnte dann auch zu dem essgestörten
Anteil Distanz gebracht werden, sodass sie »Mephisto« später
bereits in Außenperspektive betrachten konnte, während sie sich
selbst als die starke, gesunde Lea erlebte. Auch die Magersucht
konnte Stück für Stück dissoziiert werden. Weitere Verhandlun-
gen bin ich therapeutisch umgangen.

Auf Leas Gewicht bin ich lange überhaupt nicht eingangen,
habe dort von meiner Seite aus komplett die Aufmerksamkeit
hinaus genommen und erst im Verlauf ein Zielgewicht ausge-
handelt, auf das wir uns hocharbeiten konnten. Ich habe Lea
immer dort abgeholt wo sie aktuell war. Es gab keinen festen
Plan, es gab vielmehr einen sehr individuellen Plan. Denn Hyp-
nose war lange Zeit nicht das einzige Gleis, auf dem sie fuhr.
Obwohl ich nicht alle Entscheidungen gut fand, habe ich Lea
nicht verurteilt und durfte dadurch über Jahre einen immer
stärker wachsenden, sich stabilisierenden Zugang zu ihr haben.

Hypnose wurde ihr so wichtig, dass sie die Hypnose sogar bei mir am Institut erlernte und ich ihr nach der Ausbildung Tipps für die Selbsthypnose geben konnte, damit sie engmaschig und in Eigenverantwortung die Grundaussage verändern konnte, die innerhalb der Erkrankung wohl den größten Raum einnimmt: »Ich liebe meinen Körper nicht.« Energie folgt der Aufmerksamkeit, und so tun wir gut daran, den Raum von Situationen, Menschen und Gefühlen, die sich nicht (mehr) gut anfühlen, so klein und wenig beeinflussend wie möglich zu halten. Unter Hinzuziehen des Unterbewusstseins ist die Umsetzung dann so viel leichter. Wissenschaftlich rechnerisch hat das Bewusstsein einen Anteil von 2%, das Unterbewusstsein einen Anteil von 98%. Vom Gefühl des Kraftaufwandes lässt es sich vielleicht so vergleichen, als ob ein kleines Mäuschen einen ganzen Elefanten ziehen muss.

Hypnose als Therapieform.

Hypnotherapie arbeitet mit Gefühlen, nicht mit dem bewussten Wissen oder gar mit Einsicht. Hypnotherapie arbeitet mit einem Erleben, das zu dem bisher bekannten und auf Autopilot gesetzten Erleben neuartig ist. Ein Erleben, das sich gleichzeitig tief erleichternd anfühlt. Die neuen Spuren oder das erwünschte Verhalten werden immer mehr verankert, als Auslöser für diese »Anker« können auch Auslöser im Alltag dienen, die ganz unanstrengend ohnehin eingesetzt werden. Sie arbeitet mit Ressourcen und legt voller Respekt den Zugang zu Individualität. 98% unserer Prozesse laufen unbewusst ab. Auch das Essverhalten kommt aus dem Unterbewusstsein.

Diese Tatsache erlöste auch Lea bedeutend von ihrer Verzweiflung, es bisher nicht geschafft zu haben. Zwang ist immer vom Gefühl geleitet, und wie sollen wir mit 2% bemühter Willenskraft gegen ein Mammut ankommen, das mit all seinen Gefühlen immer stärker ist als jedes Wort und Verstehen. Bei einer Essstörung und ingesamt bei Zwängen will das Bewusstsein die Kontrolle übernehmen, es findet damit ein Rollentausch statt. Oft stehen ein Verlust oder Kompensation dahinter. Der Körper unternimmt damit den Versuch, die Kontrolle zu gewinnen. Hat er die Kontrolle über das komplette Essverhalten, fühlt es sich für ihn so an, als habe er das ganze Leben unter Kontrolle. Ein Irrglaube, der dennoch zunächst Stabilisierung bedeutet.

Der therapeutisch entscheidene Moment ist meist die Erfahrung am eigenen Körper, dass unser Unterbewusstsein unser größter Verbündeter ist. Das Unterbewusstsein kann innerhalb von kürzester Zeit Veränderung herbeiführen, da es mit 40.000 Impulsen pro Sekunde fast 6000 Mal mehr Reizimpulse bekommt, verarbeitet und speichert als unser Verstand. Das Unterbewusstsein stellt uns damit einen enormen Speicher zur Verfügung. Mit dieser Weisheit des Körpers, mit gespeicherten Mustern für beispielsweise Unter- und Übergewicht, kann dann gearbeitet werden.

In Hypnose wird selten etwas weggenommen oder vermieden. Es geht um das Installieren positiver Dinge und um Integration. Die Sprache des Unterbewusstseins in dieser Kommunikation sind Bilder, Symbole, Gefühle. In der hypnotischen Trance können wir über fokussierte Aufmerksamkeit in diese Schatzkammer greifen und über das »Einüben« einer Alternative etwas Neues installieren. Voraussetzung für die hypnotische Arbeit ist körperliche Entspannung. In dieser Entspannung ist

Veränderung möglich. Zieht man den Vergleich zu einem ver-
letzten Bein, könnte dies niemals ausheilen, wenn man weiter
mit der Verletzung herumläuft. Es braucht die physische Ent-
lastung, um heilen zu können. Der Hypnosetherapeut bringt
den Klienten zunächst in diese physische Entspannung und hält
dann während der gesamten Hypnose den Fokus, sodass der
Klient konzentriert mit inneren Bildern und Gefühlen arbeiten
kann. Hypnose nutzt hierbei einen Kraftsog. Sie entnimmt die
Lösung der Zukunft.

So erlebe ich Lea.

Mit großen therapeutischen Abständen arbeiten wir bis heute,
sodass ich sie bei allen Rückschlägen durch Folgeerkrankungen
und Verdachtsdiagnosen begleiten konnte. Genauso wie auch
bei den ersten, ganz großen Schritten: z.B. dem Umzug in eine
erste eigene Wohnung, bei dem Beginn eines Studiums und dem
Finden eines Hobbys und ganz konkret bei dem Lernen, wie
man das überhaupt macht, wieder zu essen und angstfrei nor-
malgewichtig zu sein. Die Arbeit mit dieser bemerkenswerten
jungen Frau war und ist herausfordernd, schön und stets wert-
voll. Ein jüngerer Satz von ihr berührt uns am Institut tief: »Ich
liebe mein Leben.«

Friederike Gerling, NGH-zertifizierte Hypnosetherapeutin mit
eigenem Hypnose- und Lehr-Institut in Neuruppin bei Berlin
und mit Therapieurlaub-Dependance in Südfrankreich

Text: Sylvia Meinel, IHvV

KAPITEL 12

TANZEN

Je gesünder Lea wird und je mehr sie sich traut zu wiegen, desto stärker wird auch ihr gesundes Ich. Da ist die kranke und die gesunde Seite in ihr. Die kranke Seite, das ist die Magersucht. Das ist Mephisto, der ihre Unschuld und ihre Naivität ausnutzt, um sie immer wieder zu Fall zu bringen. Die kranke Seite, das ist die panische Angst vor einer Gewichtszunahme, die Sorge, die eigene Identität zu verlieren, wenn sie die Essstörung loslässt. Diese kranke Seite entscheidet lieber nichts zu essen, oder weniger. Sie entscheidet, zu Fuß zu gehen, statt den Bus zu nehmen, und baut weite Umwege ein, um durch mehr Bewegung mehr Kalorien zu verbrennen. Die kranke Seite sieht Fettpolster am Körper, Pausbacken und einen dicken Bauch.

Ganz manchmal meldet sich in der vergangenen Zeit die gesunde Seite zu Wort. Zaghaft noch, aber da ist etwas. Immerhin. Sie hat das Gefühl, als müsse das diese Lea sein, die sie früher einmal war und die ihre Eltern so sehr vermissen. Ein lebensfrohes Mädchen, das gerne laut lacht, tanzt und Unsinn macht. Das eine blühende Fantasie hat und stundenlang gedankenverloren dem nachgehen kann, was es liebt. Diese Lea, die glücklich und unbedarft ist. Die in jedem Menschen nur das Gute sieht und die naiv in die Welt hinausspaziert. Diese gesunde Seite rüttelt sie immer wieder wach, macht sich bemerkbar. So geht das nicht weiter! So wirst du nicht glücklich. Du musst damit aufhören. Du musst etwas ändern. Und nein, du bist NICHT zu dick! Diese gesunde Seite sieht die Magerkeit, sie erschrickt und mahnt an, zuzunehmen. Diese gesunde Seite spielt in Gedanken mit ein bisschen mehr Hintern, ein bisschen mehr Oberweite. Mit einer gesunden Hautfarbe und damit, nicht ständig frieren zu müssen. Und findet Gefallen daran.

Doch die Magersucht bäumt sich ein letztes Mal mit aller Kraft auf! Als wüsste sie, dass es ihr allmählich an den Kragen geht.
Ein weiterer Klinikaufenthalt ist angedacht. Freiwillig dieses Mal. Lea will das alles endlich hinter sich lassen und sucht nach Hilfe. Die Hypnosetherapie tut ihr gut, immer stärker spürt sie den Wunsch danach, der Krankheit zu entfliehen, endlich wieder zu leben. Sie weiß, will sie gesund werden, muss sie zunehmen und wieder lernen zu essen. Doch wie soll das gehen? Vielleicht kann ein stationärer Aufenthalt helfen. Lea informiert sich über Kliniken, recherchiert Therapiekonzepte und telefoniert mit Ärzten und Therapeuten. Nach wochenlangem Hadern entscheidet sie sich für den Aufenthalt in einer Klinik und für das Krankenhaus Havelhöhe in Berlin-Kladow. Etwas in ihr weiß, dass sie Hilfe braucht, und sieht die Chance in einem Klinikaufenthalt. Aber ein übermächtiger Teil in ihr hat Angst. Angst davor, die Kontrolle abzugeben, Angst davor, zum Essen gezwungen zu werden, Angst davor, gemästet zu werden und aus allen Nähten zu platzen. Sie wird freiwillig in eine Klinik gehen, eine Gewichtszunahme wird sie sich selbst zuzuschreiben haben. Es wird niemanden geben, dem sie dafür die Schuld geben kann. Sie allein ist schuld, wenn sie fett wird. Das wird ihre Essstörung nicht toll finden. Ganz und gar

nicht. Sie wird sie dafür strafen. Sie wird mit Selbstvorwürfen und Schuldgefühlen dafür zahlen müssen.

Ab dem Tag, an dem die Aufnahme feststeht, geht es bergab. Die Angst, in der Klinik essen zu müssen, die Angst, zuzunehmen, fett zu werden – Lea isst Tag für Tag weniger. Sie nimmt rasant ab – verfällt erneut völlig in einen Wahn, der sie ruhelos vor sich hertreibt. Sie verweigert das Essen, läuft panisch durch die Straßen, reißt sich die Nagelbette und das Gesicht auf. Am Tag der Aufnahme ist sie ein Häufchen Elend, ein Schatten ihrer selbst. Ihre Eltern sind enttäuscht, wütend und frustriert. Wie kann sie behaupten, gesund werden zu wollen und sich gleichzeitig wieder so verhalten?!

Der Krankenhausaufenthalt verläuft anders als geplant. Zuerst wird sie, wie angedacht, auf der psychosomatischen Station für Jugendliche und junge Erwachsene aufgenommen. Aber sie verweigert konsequent jegliche Nahrung. Sie verfällt in einen hysterischen Heulkrampf, als die Schwester versucht, sie zum Essen zu zwingen. In den nächsten zwei Tagen sinkt das Gewicht drastisch – am dritten Tag des Aufenthaltes wird sie auf die internistische Station verlegt. Dort soll sie gewichtstechnisch stabilisiert werden und ihre Motivation für eine psychotherapeutische Behandlung überdenken.

Sie liegt in einem Vierbettzimmer zusammen mit drei Damen zwischen 50 und 60 Jahren, die häkeln, Fernsehzeitschriften lesen und Besuch von ihren Männern bekommen.

Keine Therapien, keine Gespräche, keine Anwendungen. Nur essen. Die Mahlzeiten nimmt sie zusammen mit einer Mitpatientin ein. Eine 72-jährige Frau, die seit ihrem 16. Lebensjahr magersüchtig ist. Die alte Dame lebt alleine – sie hat keinen Partner, keine Freunde und keine Kinder. In regelmäßigen Abständen wird sie von ihrem Neffen im Krankenhaus abgegeben, wenn sie zu Hause wieder aufgehört hat zu essen und der Hausarzt die Reißleine zieht. Die alte Frau sieht abstoßend aus und ist nur schwer zu ertragen. Ihr Rücken ist krumm, sie hat einen Buckel. Ihr spitzes, hageres Gesicht wirkt wie ein Totenschädel, auf dem noch vereinzelte Haarbüschel sprießen. Die Gliedmaßen wirken grotesk, die Haut ist trocken, rot und durchscheinend wie die eines nackten Vogelkükens. Sie schmatz zahnlos und brabbelt vor sich hin – die dreißig Minuten, die das Essen dauert, erscheinen quälend lang.

Immer, wenn sie auf der Straße, oder wie hier in der Klinik, ältere magersüchtige Frauen sieht, erschrickt Lea und bekommt es mit der Angst zu tun. Sie sehen furchtbar aus. Ausgemergelt, verbittert und abschreckend. Sie sehen uralt aus und hässlich. Die sehnigen Gliedmaßen, die dürren Arme und Beine, die spitzen hervorstehenden Knochen und die eingefallenen Gesichter. Immer, wenn sie diese Frauen sieht, muss sie sie anstarren. Wie paralysiert – voller Grauen und voller Abscheu.

Doch warum so überheblich? Lea weiß genau, dass sie auch so enden wird, wenn sie es nicht schafft, das Steuer noch herumzureißen. Und zwar möglichst bald – denn allzu viel Zeit bleibt ihr nicht mehr.

In der zweiten Woche auf der internistischen Station fängt sie sich einen Magendarmvirus ein – liegt mit Krämpfen und Fieber im Bett. Das Gewicht sinkt. Sie wird isoliert, auf ein Quarantäne-Zimmer verlegt, um ihre Mitpatienten nicht anzustecken. Die Einsamkeit, die Isolation, das Gefangen- und Gefesseltsein ans Bett. Das alles kann sie nur schwer ertragen. Sie ist gereizt und aggressiv, ihr Fluchtinstinkt wird geweckt. Sie will nach Hause, sie will hier weg. Jetzt sofort. Sie unterschreibt, dass sie die Verantwortung für ihre Entlassung übernimmt und steht kurz darauf mit all ihren Taschen vor dem Haupteingang der Klinik. Wieder fährt der Wagen ihrer Eltern vor, wieder kommt ihre Mutter sie abholen. Die Rückfahrt vergeht schweigend. Ihre Mutter ist stinksauer auf sie, wütend und enttäuscht.

Um ihre Eltern zu beruhigen und um guten Willen zu demonstrieren, beantragt Lea erneut eine ambulante Therapie. Eine Verhaltenstherapie dieses Mal – ein Versuch ist es wert. Keiner soll sagen, sie hätte es nicht gewollt ... Doch jedes Mal, wenn die Therapeutin auf die Themen Essen oder Gewicht zu sprechen kommt, wehrt Lea ab und verweigert sich. Zu groß ist die Angst, ihrer Autonomie beraubt zu werden. Aber die Fachfrau lässt sich nicht beirren, scheint einen langen Atem zu haben. Sie wendet sich erst einmal anderen Baustellen zu. Da sitzt eine junge Frau Mitte 20 – ohne Ausbildung, ohne Job, ohne Perspektive in ihrem Leben und ohne Freunde. Finanziell abhängig von den Eltern, unglücklich und einsam. Erste Amtshandlung: »Suchen Sie sich eine Tätigkeit, Fräulein Gericke. Etwas Kleines zunächst, auf 450€-Basis.« Einfach um das Gefühl von ein wenig Selbstständigkeit zurückzugewinnen, um eine Aufgabe zu haben, die den Tag strukturiert und um in Kontakt mit anderen Menschen zu kommen. Um das Selbstwertgefühl zu stärken. Lea findet etwas Kleines auf 450€-Basis – zunächst. Dass aus dieser Anstellung ein Werkstudentenjob werden und die Zusammenarbeit drei Jahre dauern soll, das ahnt sie zu diesem Zeitpunkt nicht. Die Tätigkeit tut ihr gut. Sie erfährt Wertschätzung durch ihre Kollegen und profitiert von dem Gefühl, etwas zu leisten. Im kollegialen Miteinander ist sie noch unbeholfen und findet nur schwer das richtige Maß, aber zumindest beschränkt sich ihr sozialer Kontakt nicht mehr nur ausschließlich auf die konfliktbehaftete Kommunikation mit ihren Eltern.

Im zweiten Schritt geht es darum, sie in Kontakt mit Gleichaltrigen zu bringen. »Suchen Sie sich etwas, was Sie begeistert.« Über gleiche Interessen lassen sich Freundschaften aufbauen. Eigentlich hasst Lea es, so bevormundet zu werden. Sie kann es nicht leiden, gesagt zu bekommen, was sie zu tun und zu lassen habe. Gesagt zu bekommen, was gut für sie sei. Aber die erste erfolgreiche Intervention der Therapeutin lässt sie kooperieren. Der Job und die damit verbundenen Erfolgserlebnisse, der erste vorsichtige Kontakt zu ihren neuen Kollegen motiviert sie und weckt ihren Tatendrang. Ob die Therapeutin weiß, dass sie sich überflüssig macht mit der Aufforderung, die eigenen Interessen zu ergründen?

Denn: Tanzen ist besser als jede Therapie!

Zum Wintersemester belegt sie einen Tanzkurs des Hochschulsports an der TU Berlin. Es ist ein Standard-/Latein-Anfängerkurs. Über die Sportpartnerbörse lernt sie Martin kennen, ihren Tanzpartner. Martin ist Regionalleiter eines Lebensmitteldiscounters, ständig unterwegs und scheint mehr Hobbys zu haben als die Woche Tage hat. Neben dem Tanzen geht er dienstags zum Schwimmen, hat mittwochs Klavierunterricht, trifft sich am Freitagabend zum Schach- und am Montagabend zum Squashspielen. Am Wochenende renoviert er sein Haus und gestaltet seinen Garten neu. Aber trotz seines vollen Terminkalenders steht er jeden Donnerstagabend pünktlich um zehn vor sieben auf dem Parkplatz des Sportzentrums und wartet auf Lea. Martin ist mit Eifer dabei, führt erstaunlich gut und hat sogar ein ziemlich gutes Taktgefühl. Aber darüber hinaus haben sie sich nicht viel zu sagen. Mag sein, dass ihre Interessen einfach zu verschieden sind – viel wahrscheinlicher aber ist, dass Lea schlichtweg verlernt hat, wie man smalltalkt. Oft stehen sie nur stumm nebeneinander, wenn eine kleine Pause gemacht wird oder der Tanzlehrer eine Schrittfolge wiederholt erklärt. Aber das stört Lea nicht. Keinesfalls – sie muss nicht in einer Tour reden, um sich wohlzufühlen in einer Situation. Ganz im Gegenteil, sie genießt die Zeit.

Die Musik. Das Tanzen, das von Mal zu Mal besser klappt. Die Menschen um sie herum, die Spaß haben – das alles ist so lebendig. Wenn sie vom Tanzen kommt, strahlt sie übers ganze Gesicht. Donnerstag wird der schönste Tag der Woche. Der Donnerstagabend ist der einzige Abend, an dem sie sich zurechtmacht. Seit der Entlassung aus der Klinik im Frühjahr hat sie es geschafft, wieder ein wenig zuzunehmen. Dazu weiß sie mittlerweile ganz genau, wie sie sich zu kleiden hat, um das zu verstecken, was abschreckend wirkt und um ihre Vorzüge zu unterstreichen. Gesetz der Logik: Je kürzer der Rock, desto länger die Beine.

Ansonsten gilt wie immer: langärmlich und hochgeschlossen. Sie trägt zwei Strumpfhosen übereinander, damit ihre Knie weniger spitz wirken, und eine weit geschnittene Bluse.

Dicht neben ihnen tanzt ein Paar, das schon einiges kann. Was die beiden da aufs Parkett legen, sieht gut aus, dynamisch. Sie scheinen Spaß zu haben gemeinsam, lachen viel und wirken entspannt. Lea schaut immer wieder fasziniert zu ihnen rüber. Aber auch sonst wandert ihr Blick durch die Runde. Schräg gegenüber, auf der anderen Seite der Sporthalle, tanzt ein komplett in schwarz gekleideter Junge. Nicht das Schwarz der plumpen Gothic-Aufmachung, sondern eleganter. Schwarze Schuhe, schwarze Hose, schwarzer Rollkragenpullover. Er wirkt konzentriert und ganz bei der Sache.

Kurz vor Weihnachten, als der Kurs zu Ende geht, kommt sie mit Anne und Peter ins Gespräch, das Paar, das die vergangenen Wochen neben ihnen getanzt hat. Die beiden, die schon richtig gut tanzen können – nicht nur Figuren und Schritte abgehen. Anne und Peter wollen auch den aufbauenden Kurs belegen. Den Fortgeschrittenen-Kurs, der Anfang des neuen Jahres beginnt. Lea würde auch so schrecklich gern weiter zum Tanzen gehen, aber Martins Freundin erhebt Anspruch – möchte in Zukunft selbst mit ihm einen Tanzkurs besuchen.

Anne bringt ihren Cousin ins Spiel. Nummern werden ausgetauscht, und sie telefonieren miteinander. Seine Stimme klingt sympathisch – er hat einen unaufgeregten, aber trotzdem interessierten Tonfall. Lea solle doch ein wenig Zeit mitbringen, er würde sie im Anschluss an die Tanzstunde gern auf einen Drink einladen. *Eher nicht, daraus wird nichts werden* – das sagt sie ihm zwar nicht am Telefon, aber das wird er schon noch merken.

Der Abend der ersten Tanzstunde kommt. Sie wartet vor der Sporthalle und ist gespannt, wen sie kennenlernen wird. Kein geringerer als der Junge in Schwarz kommt auf sie zu. Damit hat sie nicht gerechnet.

Aber sie freut sich – wider Erwarten. Der Umgang mit Friedrich ist erstaunlich unkompliziert. Genau wie seine Stimme ist seine Art entspannt und dabei selbstbewusst. Er scheint genau zu wissen, was er will und was nicht – und das strahlt er auch aus. Seine Souveränität gibt ihr ein gutes und sicheres Gefühl. Nach dem Tanzen fehlen ihr die Argumente, die gegen einen Drink sprechen könnten. Das läuft nicht nach Plan, absolut nicht. Aber sie traut sich nicht zu widersprechen. Die Bar ist nur spärlich beleuchtet, die anderen Gäste sind in leise, intensive Gespräche vertieft. Und plötzlich ist sie aufgeregt. Sie weiß nicht, wie sie sich verhalten soll, weiß nicht, was sie sagen soll. Dass Friedrich die Ruhe in Person zu sein scheint, macht es nicht besser. Sie sitzen sich gegenüber, und Friedrich fragt, für was sie sich begeistert, was sie studiert und welche Träume sie hat. Was soll sie antworten? Dass sie keinerlei Interessen hat außer ihre eigene Unzulänglichkeit? Dass der Sinn ihres Lebens seit Jahren einzig und allein darin besteht, möglichst wenig zu essen? Dass sie keine Freunde hat und sie das Einzige, dass ihr mal Freude gebracht hat, das Reiten, aufgegeben hat? Sie ist froh, als der Abend um ist und sie seinen interessierten Nachfragen nicht weiter ausgeliefert ist. Er bringt sie noch zur nächsten U-Bahnstation, umarmt sie fest, und sie nimmt Reißaus.

Die nächste Tanzstunde sagt Lea ab, es gehe ihr nicht gut. Aber irgendetwas lässt sie immer wieder an Friedrich denken – und nachdem er erneut nachfragt, sagt sie zu, ihn zu treffen,. Er lädt sie ins Kino ein, sie gehen gemeinsam etwas trinken und sitzen auf dem Sofa in der Küche seiner WG. Sie genießt die Stunden mit ihm – bei ihm fühlt sie sich wohl, sie ist im Hier und Jetzt. Ihre Gedanken kreisen nicht unentwegt um sich selbst – sie kann sich in ein Gespräch vertiefen und merkt dabei nicht, wie die Zeit verfliegt. Als Friedrich das erste Mal versucht, sie zu küssen, entsteht ein kurzer peinlicher Moment. Sie weiß nicht, wie das geht. Sie ist 25 Jahre alt, und er ist der erste Junge, der sie küsst. Aber auch in diese Situation bleibt er entspannt und schafft es so, sie zu beruhigen.

Diese Abende und durchwachten Nächte werden für sie immer verbunden sein mit dem Soundtrack von AnnenMayKantereit und Küssen, die nach Whiskey, Rum und Rauch schmecken. Friedrich ist der erste Junge, mit dem sie schläft. Es ist nicht schön. Auch nicht beim zweiten oder dritten Mal. Aber zumindest ist auch dieses Thema damit durch.

Die gemeinsam verbrachte Zeit, Friedrichs Aufmerksamkeit, das Neue und bisher Unbekannte, das sie mit ihm und durch ihn kennenlernt – das alles wirkt berauschend und verhilft ihr zu einem unheimlichen Aufschwung.

Was kostet die Welt? Sie geht aus, sie geht tanzen. Sie geht das erste Mal in einen der Berliner Clubs – feiern. Sie testet ihren Marktwert. Lea ist voller Energie, voller Lebensfreude und voller Tatendrang. Ist sie verliebt? Ist es das, wovon alle so schwärmen?! Sie hat sich in ihn verguckt, definitiv. Sie ist verliebt in die Idee, verliebt zu sein. Es ist seine selbstbewusste und souveräne Art, die sich so positiv auf sie auswirkt.

Er bedeutet ihr viel. Er bedeutet ihr mehr als sie ihm. Aber das ist in Ordnung so – der erste Junge wird wohl immer einen besonderen Stellenwert im Leben eines Mädchens haben.

Friedrich und sie treffen sich. Sie möchte es ihm so schrecklich gern erzählen – ist so stolz darauf, was es Neues gibt. Sie hat die Antidepressiva abgesetzt. Und es klappt. Alles ist gut, sie hat es im Griff – es ist nicht zum Absturz und zu keinem Rückfall gekommen. Der nächste Schritt ist eine eigene Wohnung. Endlich bei ihren Eltern auszuziehen und alleine zu leben. Mit Mitte 20 längst überfällig! Sie muss nicht lange suchen, entdeckt eine annoncierte Einzimmerwohnung in Berlin-Moabit, unweit des Hansaviertels. Gleich in der nächsten Woche besichtigt sie die Wohnung, schickt ihre Bewerbungsunterlagen ein und bekommt drei Tage darauf das Ok des Hauseigentümers. Sie hat tatsächlich eine Wohnung gefunden! Und dass, wo der Berliner Wohnungsmarkt doch so angespannt ist. Sie kann es kaum fassen und ist überglücklich. Alles scheint sich zu fügen, alles scheint so leicht. Nun wird endlich alles gut!

KAPITEL 13

ALLEIN

Ihre Mutter kann Lea davon überzeugen, beim Augenarzt vorstellig zu werden. Seit Tagen behindert irgendetwas ihre Sicht. Sie fasst sich immer wieder an den Wimpernkranz, streicht ihn glatt. Sie hat das Gefühl, als hätte sich Wimperntusche verklumpt – irgendetwas stört da. Ein Schleier über der oberen Ecke des linken Auges. Eigentlich hasst Lea es, bevormundet zu werden. Speziell zwischen ihrer Mutter und ihr ist dieses Thema ein rotes Tuch. Aber in diesem einen Fall kann sie von Glück sagen, dass ihre Übermutter so vehement darauf besteht, der Sache auf den Grund zu gehen.

Erst sitzt sie im Wartezimmer und füllt den Anamnesebogen aus, danach auf dem Behandlungsstuhl des Arztes, der sie untersucht. Nichts. Der Arzt findet nichts. Mit ihrem Auge ist alles ist in Ordnung. Sie bekommt eine Überweisung für ein MRT ausgehändigt. Doch ambulante MRT-Termine in Berlin gibt es erst ab einer Wartezeit von sechs bis acht Wochen. Einzige Alternative ist die Notaufnahme der Charité.

Ihre Mutter redet auf sie ein, sie argumentiert und appelliert. Und sie telefoniert mit dem Empfang der Rettungsstelle. Die Aussage der Dame dort ist unmissverständlich: »Wäre es meine Tochter, würde ich sie herbringen.«

Es ist Freitag, der 17. April, 14 Uhr. Sie warten, sie warten eine Ewigkeit. Im Abstand von etwa zwei Stunden wird Lea aufgerufen und zu einer weiteren Untersuchung gebeten. Die obligatorische Blutabnahme, ein kurzes Gespräch mit einem der Ärzte, eine neurologische Untersuchung und ein augenärztliches Konsil. Je länger sie warten müssen, desto mehr verdüstert sich Leas Stimmung. Mehr als einmal ist sie kurz davor zu gehen. Doch ihre Mutter kann sie überzeugen, noch ein wenig auszuharren. Spät am Abend wird ihr Nervenwasser entnommen. »Das könnte jetzt ein bisschen wehtun«, sagt der Arzt, der mit einer Spritze vor ihr steht, die so aussieht als käme sie eher bei Pferden oder Rindern zum Einsatz. Die Spritze ist riesig. Sie soll sich umdrehen – den Blick zur Wand, sich nach vorne beugen und die Luft anhalten.

»Ein bisschen« ist ein bisschen untertrieben. Die Prozedur ist höllisch schmerzhaft. Es ist genug, es reicht! Es ist kurz vor Mitternacht, und Lea sitzt seit knapp zehn Stunden in der Notaufnahme – sie will nach Hause. Jetzt sofort! Aber die Ärzte reden ihr gut zu, versuchen sie zu besänftigen und umzustimmen. Sie würden ihr wirklich raten zu bleiben. Sie könne jetzt hoch auf Station, morgen würde eine Therapie angesetzt und die Tage würde ein MRT gemacht werden.

Es geht in die vierte Etage, auf die Neurologie. Es ist halb eins in der Nacht und vollkommen still auf Station. Der Flur ist nur spärlich beleuchtet, und es riecht nach schaler Krankenhauskost. Die Nachtschwester empfängt Lea und nimmt ihre Krankenakte entgegen. Sie führt sie zu einem der Krankenzimmer und öffnet die Tür. Eine Wolke aus abgestandener, feuchtwarmer Luft schlägt ihr entgegen. Es riecht nach Krankheit und dem unverwechselbaren, klebrigen Geruch von Fresubin. Ihr wird speiübel, und Tränen steigen ihr in die

Augen. Ihr ganzer Körper beginnt zu zittern, und ihr wird flau im Magen. Sie will nicht hierbleiben müssen, sie will nicht im Krankenhaus sein – sie will nach Hause. Aber die Schwester bugsiert sie ins Zimmer, öffnet das Fenster zum Lüften und zeigt ihr den Notfallknopf, falls etwas sein sollte. Sie hat keine Zahnbürste dabei und keinen Schlafanzug. In Unterwäsche legt sie sich unter das dünne Laken und starrt durch die Dunkelheit an die Decke. Sie wälzt sich hin und her und findet lange keinen Schlaf.

Am nächsten Morgen wird ihr ein Zugang gelegt, ein Beutel mit einer Kortison-Infusion wird eingestöpselt. Fünf Tage lang läuft jeden Morgen ein Beutel durch – den Rest des Tages passiert weitgehend nichts. Zwei, drei weitere Untersuchungen, deren Zweck sie nicht ganz versteht – aber eigentlich wartet sie tagein, tagaus darauf, dass sie zum MRT darf. Danach, so heißt es, werde man sie entlassen.

Am schlimmsten ist die Langeweile. Und die Gesellschaft ihrer Zimmernachbarn. Eine Frau Mitte fünfzig und eine Ende sechzig – dementsprechend deprimierend die Gespräche. Lustig ist es nur, wenn Felix Dienst hat, ein junger Krankenpfleger. Er trägt als einer der ersten einen Vollbart, als dieser Trend aufkommt. Ihr Bruder Till, der regelmäßig zu Besuch kommt, nennt ihn Salafisten-Bart-Felix. Lea und Felix lachen zusammen über die hässlichen kleinen Blutergüsse, die die Einstiche der Thrombosespritze ergeben.

Eine neue Patientin kommt auf Station. Nur ein paar Jahre älter als Lea. Sie sitzen abends gemeinsam auf dem Balkon am Ende des Flurs. Anita sitzt im Rollstuhl – kann nicht alleine laufen. Eigentlich schon, nur im Moment eben nicht. Sie erzählt, dass sie zwölf Stunden im Wohnzimmer auf dem Boden lag, bis ihre Mutter mit einem Zweitschlüssel die Wohnungstür geöffnet hat, um nach ihr zu schauen. Sie hätte dort auf dem Boden gelegen und nicht die Kraft gehabt, sich aufzustemmen oder vorwärts zu kriechen. Das Telefon außer Reichweite, ihr Rufen ungehört. Sie habe eine Autoimmunerkrankung und müsse regelmäßig ins Krankenhaus, wenn es zu solchen Schüben kommt.

Salafisten-Bart-Felix kommt, um an die Nachtruhe zu erinnern. Es ist schon nach zehn, die Patienten müssen auf ihre Zimmer. Er schiebt Anita in ihrem Rollstuhl den Gang entlang und übergibt sie an der Zimmertür einer Schwester.

»Habe ich das, was Anita hat?«

Als hätte er sie nicht gehört, dreht Felix sich wortlos um und geht davon.

Charité – Centrum für Neurologie, Neurochirurgie und Psychiatrie

Beurteilung:

Die stationäre Aufnahme der Patientin erfolgte bei V.a. eine Retrobulbärneuritis[1] und eine chronisch entzündliche Erkrankung des ZNS[2]. Der Befund des durchgeführten kranialen MRTs[3] war bildmorphologisch[4] vereinbar mit einer chronisch entzündli-

---

1 – entzündliche Erkrankung des Sehnervs / 2 – Zentrales Nervensystem oder Zentralnervensystem (Gehirn und Rückenmark) / 3 – Magnetresonanztomographie des Kopfes / 4 – Aussehen von Geweben und Organen auf einem Bild chen ZNS-Erkrankung. *Im Liquor[1] zeigten sich eine IgG-dominante intrathekale IgG-Synthese, eine erhöhte Zellzahl und oligoklonale Banden[2]. Bei unauffälliger Ausschlussdiagnostik ist entsprechend den McDonald-Kriterien 2010 die Diagnose einer schubförmig remittierenden Multiplen Sklerose zu stellen.*

Therapie und Verlauf:

Wir initiierten eine Kortison-Stoßtherapie (5 Tage Urbason 1000 mg), hierunter kam es während des stationären Aufenthalts zu einer leichten Verbesserung des Visus[3]. Falls 3 bis 4 Wochen nach Anfang der Therapie noch keine deutliche Verbesserung aufgetreten ist, empfehlen wir eine zweite Kortison-Stoßtherapie (Urbason 2 g für 5 Tage). Wir bitten die Patientin, in diesem Fall Kontakt mit uns aufzunehmen. Außerdem besteht die Indikation zu einer prophylaktischen immunmodulatorischen[4] Therapie. Die Patientin ist in einem Gespräch am 29.04.2015 ausführlich über die Diagnose aufgeklärt worden sowie die Möglichkeit einer Schubprophylaxe. Ihr Einverständnis vorausgesetzt, empfehlen wir eine ambulante Vorstellung in einer neurologischen Praxis.

Während des Gespräches mit dem Oberarzt sieht Lea ihren Vater das erste Mal in ihrem Leben weinen. Tränen laufen ihm über das Gesicht.

Sie dagegen spürt nichts. Sie weiß zwar, dass sie auf einem Stuhl im Behandlungszimmer des Arztes sitzt, aber weder

---

1 – *Flüssigkeit, die das Zentralnervensystem umgibt / 2 – die Liquordiagnostik ist zentraler Bestandteil der neurologischen Diagnostik/ 3 – Sehschärfe / 4 – das Immunsystem verändernd*

spürt sie die Sitzfläche unter sich, noch bekommt sie etwas von dem mit, was der Arzt sagt. Ihr Kopf, ihre Gedanken – sie sind vollkommen leer. Was hier gerade geschieht, läuft vor ihren Augen ab wie ein Film. Sie kann das, was der Arzt sagt, in keinen Zusammenhang mit sich bringen.

Lea ist seit fast zwei Wochen hier in der Klinik. ALLE müssen von Anfang an gewusst haben, was los ist – KEINER hat auch nur einen Ton gesagt. Ihre Gefühle sind so unwirklich, so wie die ganze Situation. So viel prasselt auf sie ein – aber es verschwindet in einer großen Leere.

Erst am Abend, als sie im Bett liegt, überkommt sie unendliche Trauer. Trauer, Verzweiflung und Hoffnungslosigkeit. Sie weint, ein Schluchzen packt ihren ganzen Körper.

So fühlt sich das Ende der Welt an. Sie wird nie wieder glücklich sein, sie wird nie wieder aus vollem Herzen lachen können, sie wird nie ein glückliches, unbeschwertes Leben leben können. Und sie wird alleine bleiben. Wer will sie so schon haben? Man kann mit ihr keine Zukunft planen – keiner weiß, ob und wie die Multiple Sklerose voranschreitet.

Am 1. Juni zieht Lea in ihre erste eigene Wohnung. Schläft das erst Mal in ihrem neuen Bett – das einzige Möbelstück, das schon steht. Am 3. Juni wird sie mit Joschy in der Pferdeklinik in Dallgow vorstellig. Das Pony hat ein Ödem[1] am Bauch, das stetig größer wird. Erst ist es nur eine kleine Beule – etwa zwei Handbreit hinter der Sattelgurtlage. Doch es sammelt sich immer mehr Wasser im Gewebe, und die Beule wird im-

---

1 – Wassereinlagerung

mer größer. Es wird ein Ultraschall gemacht, es wird punktiert – fast täglich wird die Stute untersucht. Ansonsten wird sie erst einmal zur Beobachtung in der Klinik eingestellt und mit Schmerzmitteln versorgt. Es gibt keine Prognose – es gilt, den Verlauf weiter zu beobachten und zu hoffen, dass das Ödem wieder kleiner wird.

Aber das Gegenteil ist der Fall. Es wird größer, breitet sich immer weiter aus. Das Gewebe hängt schwer am tiefsten Punkt des Pferdebauches, bis das Wasser schließlich die Vorderbeine runterrutscht. Das Pony hat Schmerzen – trotz der Sedierung. Es versucht, sein Gewicht auf die Hinterhand zu verlagern, kann sich kaum mehr fortbewegen. Joschy harrt aus, mit der für sie so typischen Gelassenheit. Aber die Tage und Wochen vergehen, ohne dass Besserung eintritt. Täglich tastet Lea die heißen, geschwollenen Vorderbeine ihrer Stute ab, kühlt sie mit Wasser und macht Umschläge. Verzweifelt klammert sie sich an jedes noch so kleine Anzeichen dafür, dass die Schwellung zurückgeht und ihr Pony wieder gesund wird. Aber die Tierärzte machen ihr wenig Hoffnung. Immer häufiger verschmäht Joschy ihr Futter, bis sie es schließlich komplett verweigert.

Lea steht in der Box, und Tränen laufen ihr über die Wangen. Joschy dreht sich schwerfällig auf der Hinterhand zu ihr herum und schafft es zwei Schritte auf sie zuzukommen. Der Blick des Ponys ist so unheimlich klar, sein Ausdruck wach und präsent. Lea greift der Stute in die Mähne, um ihre Nähe zu spüren und saugt Joschys ganz eigenen Duft nach Pferd, Heu und Stall ein. Ihr Pony dreht ihr den Kopf zu und drückt seine Stirn gegen ihren Brustkorb. So stehen sie lange Zeit da

– der warme Atem des Pferdes an ihrem Bauch. Und auf einmal weiß sie, dass Joschy sich verabschiedet. Das Pony weiß, dass es vorbei ist.

Jahrelang dachte ich: Wenn ich dünn bin,
dann bin ich glücklich.
Aber ich war nicht glücklich, als ich dünn war –
ganz im Gegenteil.

KAPITEL 14

LEBEN

Es mag ernüchternd sein, dass ich über so viele Seiten hinweg beschreibe, wie es immer weiter bergab ging und ich nun keine wirklich befriedigende Antwort darauf habe, wie ich es schließlich geschafft habe, mich so weit zu berappeln, um zumindest erste Schritte aus der Essstörung herauszuwagen.

Genau so wenig, wie es ein Schlüsselerlebnis gab, das der Auslöser war, von dem ich sagen würde: Ja, damit hat alles angefangen – genau so wenig gibt es den Tag X, infolgedessen ein Umdenken stattfand. Tage, an denen ich mir gesagt habe: »Ab morgen bist du nicht mehr magersüchtig«, die gab es zu Hauf. Aber es blieb bei dieser Illusion. Umsetzen konnte ich es nie von heute auf morgen.

Es war vielmehr eine Vielzahl kleiner Dinge, die schließlich dazu geführt haben, mein gesundes Ich so stark werden zu lassen, dass es gegen die Krankheit eine Chance hat. Dass es insistieren konnte und dass ich Stück für Stück immer häufiger gesunde Entscheidungen getroffen habe.

Zum einen ist da ganz gewiss die Hypnosetherapie. Sie hat geholfen, mein Selbst zu stärken und meine fehlprogrammierte Version des angestrebten Schönheitsideals in eine gesündere Richtung zu lenken. Zum anderen war die Bekanntschaft mit Friedrich auf jeden Fall ausschlaggebend. All das, was er mich hat erleben und spüren lassen, war sehr lebensbejahend. Es hat mir geholfen zu sehen, dass es noch etwas anderes, Schöneres gibt als die eigene Unzulänglichkeit und die Angst zu versagen. Dafür bin ich ihm sehr dankbar.

Und auch die Scham und diese Wut, dass ich es einfach nicht schaffe, nicht mehr essgestört zu sein, war eine treibende Kraft. Dass ich von meiner Magersucht so abhängig bin. Dass diese Krankheit mich so in der Hand hat – dass ich scheinbar ohnmächtig bin, ihr machtlos ausgeliefert. Diese Demütigung wurde immer schwerer zu ertragen. Aber auch das Jahr, in dem ich kurz hintereinander die MS-Diagnose bekommen und mein Pony verloren habe, hat noch einmal etwas bewegt. Diese beiden Ereignisse haben mir so deutlich wie kaum etwas anderes vor Augen geführt, wie zerbrechlich das Leben ist – und wie wertvoll.

Und dann kam Aik. Seit gut drei Jahren geht es mir, nicht von Tag zu Tag, aber doch von Jahr zu Jahr, besser. Nachdem wir Joschy einschläfern mussten, habe ich mir, ziemlich unüberlegt und aus verzweifelter Einsamkeit heraus, einen Hund gekauft. Einen Welpen. Er musste rund um die Uhr betreut, erzogen und großgezogen werden. Anders als bei meinem Pony, das in einem Pensionsstall stand und für das gesorgt wurde, auch wenn ich mich über Wochen nicht im Stall hatte blicken lassen, ist die Verantwortung, die ich für meinen Hund trage, zum Greifen nahe.

Aik und seine Präsenz helfen mir. Es fühlt sich lebendig an, wenn er um einen herum ist, er und seine Lebensfreude bringen mich zum Schmunzeln, und er hilft mir dabei, aus meiner Isolation auszubrechen. In den zurückliegenden Jahren gab es nicht einen Tag, an dem ich nicht vor der Tür und unterwegs war. Der Gedanke, um 17 Uhr ins Bett zu gehen, nur um das Abendessen ausfallen lassen zu können – unvorstellbar. Die abendliche Runde mit dem Hund. Ich muss Verantwortung übernehmen. Ich muss in gewisser Weise funktionieren. Nicht für mich, sondern für ein Lebewesen, das von mir abhängig ist.

Es war und ist mitnichten immer einfach, und ohne die Unterstützung meiner Familie wäre ich wohl gescheitert. Die Entscheidung, sich ein Tier zu kaufen, sollte wohlüberlegt sein – und gerade weil ich so unüberlegt und impulsiv gehandelt habe, ist mein Zwiespalt nun um so größer. Erwähne ich Aik oder lasse ich ihn außen vor? Er hat dazu beigetragen, dass es mir heute besser geht, und es tut mir gut, wenn er bei mir ist. Er hat eine stabilisierende Wirkung auf mich, und im Kontakt zu anderen Menschen hilft es mir, ihn an meiner Seite zu wissen. Dass es mit mir bergauf geht, habe ich zu einem nicht geringen Teil meinem Hund zu verdanken.

Und dennoch zögere ich und bin mir unsicher, ob ich nicht gerade einen großen Fehler begehe. Was, wenn die Hälfte derer, die dieses Buch lesen, sich gleich nächste Woche einen Hund kaufen? Oder verzweifelte Eltern ihrem Kind einen Welpen schenken und damit beide, Welpen und den eigenen Nachwuchs, restlos überfordern? Was, wenn 97% der Hunde, die angeschafft wurden, um als Seelentröster und Genesungsanreiz zu dienen, keine drei Monate später ins Tierheim abgegeben werden ...?

Mit jedem Kilo kommt ein Stückchen mehr Leben zurück. Eine Gewichtszunahme auszuhalten ist nicht leicht. Zuzunehmen ist wohl für jeden Betroffenen einer Essstörung schwer. Hätte man mir vor ein paar Jahren gesagt, dass ich einmal zehn Kilo mehr wiegen würde, oder sogar 20 Kilo mehr als zu meiner untergewichtigsten Zeit, allein die Vorstellung wäre unerträglich gewesen. Diese panische Angst vor einer Gewichtszunahme – sie ist das Herz der Essstörung, die die Magersucht mit ihrer pochenden Präsenz am Leben hält.

Doch will man ausbrechen und der Magersucht entkommen, gehört eine Gewichtszunahme unweigerlich dazu.

Das Essen/Nicht-Essen mag nur ein Symptom sein für darunterliegende Konflikte, Selbstzweifel, Verletzungen oder Traumata. Aber würde man, rein hypothetisch, den Genesungsprozess einzig und allein am Gelingen der Aufarbeitung der unter der Essstörung liegenden Wunden messen, würde die Umkehrfrage doch lauten: Kann ich mit Fug und Recht behaupten: »Ja, es geht mir gut«, und gleichzeitig am starken Untergewicht festhalten?

Es braucht Mut, die Krankheit loszulassen. Es braucht Mut und Stärke. Du musst es wirklich wollen, denn niemand außer dir selbst kann dich aus dieser Krankheit befreien. Kein Therapeut der Welt, und sei er noch so gut, kann dir die Entscheidung abnehmen zu essen. Das Nicht-Essen mag eine Strategie sein, Konflikte zu lösen oder ihnen aus dem Weg zu gehen. Sich diesen Konflikten entgegenzustellen und das Leben anzunehmen, das muss man wirklich wollen – denn der Kampf zurück ins Leben ist kein leichter. Man muss es wollen, man muss das Wollen aber auch können.

Viele Jahre konnte ich nicht, obwohl ich wollte.

KAPITEL 15

EPILOG

Die Magersucht – sie war lange Jahre der einzige Sinn in meinem Leben. Sie war mein Lebensinhalt. Die Magersucht war meine Identität und meine Existenz. Gleichzeitig war sie Verlust, Erniedrigung, Entbehrung und Überlebenskampf. Anfänglich habe ich durch meine Magersucht Stolz empfunden. Triumph, Autonomie, Selbstverliebtheit und Überheblichkeit. Aber diese Gefühle sind umgeschlagen, und letztlich dominierten Panik, Scham, Hass, Enttäuschung, Einsamkeit und Isolation.

Die Magersucht war mein emotionales und körperliches Schutzschild. Sie hat mir geholfen, diese Selbstzweifel, diesen Selbsthass irgendwie zu kompensieren. Aber gleichzeitig habe ich durch sie wertvolle Jahre und meine Jugend verschwendet, ich habe meine Gesundheit aufs Spiel gesetzt und riskiert, dass ich sterbe.

Die Magersucht – sie war der größte Fehler meines Lebens.

Heute geht es mir schon sehr viel besser. Essen wird immer ein Thema für mich sein, das weiß ich mittlerweile und habe es akzeptiert. Aber ich bin nicht mehr todkrank – mein Gewicht habe ich im Griff, und ich bin nicht mehr süchtig danach, mager zu sein.

Dennoch würde ich mich nach wie vor als essgestört bezeichnen. Ich habe ein sehr kontrolliertes Essverhalten und muss jeden Tag kämpfen. Darum kämpfen, gesunde Entscheidungen zu treffen. An manchen Tagen fällt es fast schon leicht, an anderen ist es schwieriger.

Auch das Verhältnis zu meinem Körper ist nach wie vor sehr angespannt. Nur mit Unterwäsche bekleidet werde ich mich wohl nie wohlfühlen, geschweige denn nackt durch die Wohnung tanzen. Ich liebe meinen Körper nicht. Vielleicht jedoch ist Dankbarkeit ein erster Schritt. Jahrelang war ich fest davon überzeugt, dass ich glücklich wäre, wenn ich endlich dünn bin. Dann war ich dünn – und gleichzeitig war ich schrecklich unglücklich, völlig verzweifelt und müde zu leben.

Und trotzdem: Manchmal vermisse ich es, dass ich mich mit den Gedanken ans Essen nicht mehr vollständig von anderen Dingen ablenken kann. Vor allem, wenn Emotionen und verletzte Gefühle mich zu überfordern drohen, wäre es so herrlich einfach, das alles mit einem Gedanken ans Essen beiseiteschieben zu können. Früher wurde einfach alles schlagartig egal, sobald sich die Gedanken ans Essen wieder in den Mittelpunkt drängten. Ungewissheit, Unsicherheit und Zweifel – sie mit dem Essen zu kompensieren war der beste, da sicherste und wirksamste Weg. Doch das Essen zu verweigern und zu hungern ist für mich heute keine Option mehr. Dementsprechend rational sind die Gedankengänge. Sie schaffen es nicht mehr, mich komplett aus dem Hier und Jetzt loszulösen.

Ich werde nie wieder die Dünnste sein, ich kann mich nicht mehr auf die beruhigende Gewissheit berufen, dass ich zumindest dünn bin – egal wie unzulänglich ich mir sonst auch vorkommen mag.

In diesen Situationen wird die Stimme wach, die sagt: *So schlimm ist es doch gar nicht mehr. Du bist nicht mehr im krankhaften Untergewicht. Man sieht dir nicht einmal mehr an,*

dass du essgestört bist. Was macht da schon das ein oder andere Kilo mehr oder weniger? Ein, zwei Kilo leichter würdest du dich wenigstens wohler fühlen. Kein Mensch würde es merken ...
Das ist die Stimme der Essstörung, das Locken Mephistos. Ich darf dieser Versuchung nicht nachgeben, ich muss klüger sein – und mir immer wieder vor Augen führen, dass dünner sein kein Garant für glücklicher sein ist. Das hat die Erfahrung widerlegt.

Schon ganz früh, als junges Mädchen, hatte ich das Gefühl, anders zu sein als die anderen. Nicht normal. Ich war davon überzeugt: *So wie ich bin, bin ich nicht gut. Ich muss mich ändern.* Doch bei dem Versuch, mich zu ändern und so zu werden wie alle anderen, habe ich mich selbst verloren.

Es war kein leichter Weg, aber inzwischen habe ich gelernt, mich wertzuschätzen und auf meine Bedürfnisse zu achten. Das geschieht nicht durchweg aus reiner Selbstliebe, vielmehr ist es oft die Vernunft, die appelliert. Und ein gewisser Stolz, der es nicht akzeptierten würde, wenn es mir zu schlecht ginge. Außerdem hat die Toleranz meines Körpers – und auch meiner Seele – nachgelassen, Dinge hinzunehmen, die mir nicht guttun. Ich bekommen unmittelbares und sehr eindeutiges Feedback. Vor allem die Symptome der MS sind ein gutes Indiz dafür, dass ich mich gerade überfordere. Werden sie schlimmer, ist es ein Signal für mich, einen Gang zurückzuschalten. Ob es nun meine Persönlichkeitsstruktur ist oder die Autoimmunerkrankung: Ich brauche viel und erholsamen Schlaf, immer wieder Ruhepausen und bin nicht besonders belastungsfähig. Ich fühle mich unheimlich schnell überfordert. Besonders von äußeren Reizen, aber auch von Emotionen und Gefühlen. Die Reize, die in den Straßen der Stadt auf mich einprasseln, kosten mich alle Kraft. Es ist zu laut, es ist zu voll und es ist zu viel. Ich fühle mich alldem schutzlos ausgeliefert und verletzlich. Ich habe das Gefühl, als wären meine Sinne weit geöffnet und als gäbe es keinerlei Filter, das Wichtige vom Unwichtigen zu unterscheiden. Erbarmungslos und ungehindert schreit jede Kleinigkeit nach meiner Aufmerksamkeit. Meine Art, mich davor zu schützen, habe ich *Aktives Nichtwahrnehmen* genannt. Ich bin also ständig damit beschäftigt, so viel wie möglich um mich herum bewusst auszublenden. Meist komme ich mit dieser Technik recht gut zurecht. Aber es gibt auch Tage, an denen es mir weniger gut gelingt, mich abzugrenzen. Dann bin ich dünnhäutig, reizbar und von allem und jedem sofort genervt.

Dinge, die neu sind und anders als gewohnt, bringen mich schnell aus dem Konzept und an meine Grenzen. Am einfachsten ist es, wenn alles in seinem gewohnten Rhythmus läuft und vorhersehbar ist. Das klingt furchtbar langweilig, ich weiß. Ich würde auch nicht behaupten, dass ich besonders spontan bin. Aber für wen klingt es langweilig und wer stört sich an meiner wenig spontanen Art? Für einige mag es spießig und prüde klingen, und vielleicht eine Handvoll Menschen werden genervt sein von meine Unflexibilität. Den Einzigen, den es ganz und gar nicht stört, das bin ich. Ich brauche Strukturen und klare Regeln, damit ich mich nicht völlig verliere und um mich zurechtzufinden. Und geht es dabei, wie ich mein Leben gestalte, nicht im Grunde einzig und allein darum, dass es mir gut geht damit? Egal wie andere Menschen meinen Lebensstil finden und was sie zu dem sagen, was ich tue und wie ich es tue? Seit ich das verstanden habe, kann ich mich selbst sehr viel besser annehmen. Ich kann mich darauf konzentrieren, was mir guttut, und für mich einstehen.

Das jahrelange Hungern und der systematische Raubbau, den ich an meinem Körper betrieben habe, haben Spuren hinterlassen. Ich habe kein Hunger- und kein Sättigungsempfinden mehr, an kalten Tagen verliere ich das Gefühl in den Fingerspitzen und den Zehen und die Menstruation bleibt nach wie vor aus. Meine Blase hat deutlich unter der Tortur gelitten – ich muss ständig auf Toilette.

Ob meine Herzklappen wieder voll funktionstüchtig schließen, weiß ich nicht, ich bin nie wieder zu einer weiteren Kontrolluntersuchung gegangen.

Und ich habe Osteoporose – mit gerade einmal dreißig Jahren. In meiner Vorstellung war das eher eine Altfrauen-Krankheit als etwas, was auch mich betreffen könnte. Die Diagnose ist recht frisch, und noch weiß ich nicht wirklich, was ich fühle und wie ich damit umgehen soll. Anfangs war ich mir unsicher, ob ich hier eine weitere Diagnose erwähnen sollte. Ich komme mir ein wenig wehleidig vor. Wie besagte alte Frauen eben, die nur allzu bereitwillig und bei jeder sich bietenden Gelegenheit all ihre Gebrechen aufzählen.

Aber nichts an diesem Text ist beschönigt, er ist ehrlich und erzählt genau das, was war und was ist. Daher gehört wohl auch die Osteoporose-Diagnose hierher. Noch verdränge ich sie, ich weigere mich, Doktor Google zu Rate zu ziehen. Der Orthopäde hat mich an einen Spezialisten überwiesen, bei dem ich in zwei Wochen einen Termin habe. Ich werde abwarten, was mich dort erwartet. Der Orthopäde sagt: »Dort sind Sie in guten Händen, die Kollegen wissen, was sie tun.

Man wird Sie gründlich auf den Kopf stellen und alles unternehmen, damit Sie wieder gesund werden. Sie sind zu jung für solch eine Diagnose. Die Medikamente sind nicht ohne, aber es besteht die Chance auf Heilung.«

Es ist wissenschaftlich nicht belegt, was genau der Auslöser einer Multiplen Sklerose ist, es werden lediglich Risikofaktoren benannt. Wie viel Schuld ich also durch die Hungerei am Ausbruch der Erkrankung trage, sei dahingestellt. Aber förderlich war die jahrelange Mangelernährung sicher nicht.

Von der MS bekomme ich eigentlich nicht viel mit. Sie ist mir bewusst – schon allein deshalb, weil ich zweimal täglich Medikamente nehme. Das Präparat sei eines der besten auf dem Markt, und da vor allem in den letzten Jahren beachtliche Fortschritte im Bereich der MS-Forschung gemacht wurden, bin ich zuversichtlich. Aber die Medikamente sind eine Wucht – alle sechs Wochen muss ich zur Blutabnahme, um sofort reagieren zu können, sollten sich die Werte unter dem Wirkstoff verschlechtern. Eines Tages werden meine Unterarme aussehen wie die eines Fixers – völlig vernarbt von den ständigen Nadelstichen. Die Nebenwirkungen sind unangenehm und lästig. Ich habe Haarausfall, und vor allem morgens bekomme ich regelmäßig einen sogenannten Flash. Mein Gesicht und der Hals laufen rot an, mir ist heiß, und die Haut beginnt zu brennen, zu kribbeln und zu jucken.

Gegen Abend wird das Symptom der Fatigue immer stärker – das Gefühl der Erschöpfung, der Mattigkeit und der Ermüdung. Ich stehe am unteren Ende der Treppe, und die vier Etagen bis hoch in meine Wohnung scheinen unüberwindbar. Ich beschäftige mich mitnichten jeden Tag mit meiner Diagnose, meistens verdränge ich sie – aber jedes Kontroll-MRT ist voller Ungewissheit.

Ich weiß nicht, wie es weitergehen wird – ich fühle mich hilflos, machtlos und der Willkür der Erkrankung ausgeliefert. Ich habe Angst davor, eines Tages durch das Fortschreiten der Krankheit in meinem Leben eingeschränkt zu sein, es nicht mehr in vollen Zügen genießen und so gestalten zu können, wie ich es möchte. Und ich habe Angst davor, für immer allein zu bleiben.

Aber ich halte mich an das, was eine Ärztin kurz nach der Diagnose zu mir sagte: »Die MS-Forschung läuft auch Hochtouren. Multiple Sklerose muss kein Todesurteil mehr sein. Ihre Medikamente entsprechen dem neusten Forschungsstand – wenn Sie Glück haben hören Sie nie wieder etwas von der Krankheit.«

Und auch mit der Magersucht habe ich meinen Frieden gefunden. Sie hat mir viel genommen – aber ich habe auch unheimlich viel gelernt in diesen Jahren. Seit Joschy eingeschläfert werden musste weiß ich, wie plötzlich ein Leben vorbei sein kann. Wie ungerecht es ist, dass der eine sterben muss, während der andere weiterleben darf. Viele der magersüchtigen Mädchen und Jungen versterben – die Mortalität ist erschreckend hoch.

Ich habe überlebt.

An meinem Spiegel hängt eine Postkarte.

WOFÜR BIST DU HEUTE DANKBAR?!

LUFT NACH UNTEN

WIE ICH MIT MEINER MAGERSUCHT ZUSAMMENKAM UND MIT IHR LEBTE

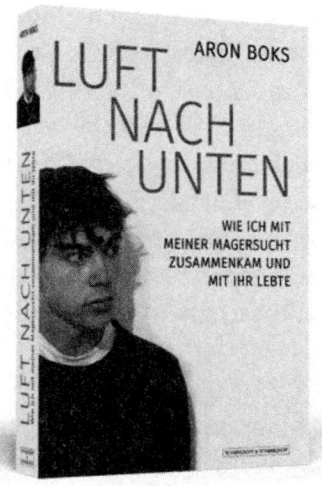

LUFT NACH UNTEN
WIE ICH MIT MEINER MAGERSUCHT
ZUSAMMENKAM UND MIT IHR LEBTE
Von Aron Boks
224 Seiten, Paperback
ISBN 978-3-86265-777-3 | Preis 14,99 €

»Irgendwann gibt es nur noch ein Ziel: immer weniger, weiter nach unten. Mir passiert nichts, wieso gerade mir? Weniger – nur so funktioniert es.« *Eine behütete Kindheit. Eine Wohnung in seiner Wahlheimat Berlin und – extrem essgestört. Anorexia nervosa. Und das als Junge!*

Ein junger Mensch (ein Mann!), der eigentlich Bilderbuchbedingungen genießen sollte, entscheidet sich fürs Leiden. Für die Begrenzung. Für die Sucht. Dazwischen Fragebögen, Anrufe, nachhakende Medizinstudentinnen, Therapeuten, wütende Fleischverkäuferinnen – und viele Gespräche mit einem inzwischen vergifteten Spiegelbild.

Aron Boks zeigt hier, wie eine privilegierte Gesellschaft auf eine Essstörung herabblickt, deren Ernsthaftigkeit für sie nur schwer nachvollziehbar ist und die einen jungen Menschen komplett verwandelt. Am Ende bleibt die eigene Entscheidung – für oder gegen das Leben.

WWW.SCHWARZKOPF-SCHWARZKOPF.DE

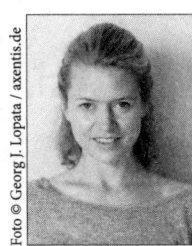

Foto © Georg J. Lopata / axentis.de

LEA GERICKE, geboren im Juli 1988, litt mehr als 12 Jahre unter einer Magersucht. Die Berlinerin wuchs behütet in einem intakten Elternhaus auf und erlebte eine sorgenfreie Kindheit. Und trotzdem rutschte sie ab. Tief in eine Essstörung hinein, die sie fast das Leben kostete. Sie verlor viele kostbare Jahre und ihre Gesundheit – aber nicht die Liebe zum Leben. Durch ihren unerschütterlichen Optimismus und ihre starke Persönlichkeit kämpfte sie sich zurück. Heute engagiert sie sich aktiv in der Selbsthilfe und steht für die Belange und die Bedürfnisse von Betroffenen ein.

DANKSAGUNG

Ulli & Gerda: Danke für all das, was ihr mir gegeben habt! Für Eure Liebe und dafür, dass ihr die Hoffnung und den Glauben an mich nie aufgegeben habt. *Till:* Danke an den weltbesten Bruder. Du bist mein größtes Vorbild! *Joschy:* Joschy, Du fehlst!

Lea Gericke: ANADISMISSED
Meine Kampfansage an die Magersucht

ISBN 978-3-86265-808-4 | © Schwarzkopf & Schwarzkopf Verlag GmbH, Berlin 2019.

BILDNACHWEIS
Umschlaggestaltung: britta paulich, paulichwewerke, berlin
Umschlagfoto: Georg J. Lopata / axentis.de

VERLAG
Schwarzkopf & Schwarzkopf Verlag GmbH | Kastanienallee 32 | 10435 Berlin
Telefon: 030 – 44 33 63 00 | Fax: 030 – 44 33 63 044

INTERNET | E-MAIL
www.schwarzkopf-schwarzkopf.de | info@schwarzkopf-schwarzkopf.de
www.facebook.com/schwarzkopfverlag

LEA GERICKE
www.ana-dismissed.de | info@ana-dismissed.de
Instagram: @ana_dismissed

DAS LEBEN IST NICHT EXTRA SMALL

EIN BERÜHRENDER ERFAHRUNGSBERICHT UND MUT-MACH-BUCH FÜR BETROFFENE,
IN DEM AUCH ELTERN UND FREUNDE ZU WORT KOMMEN

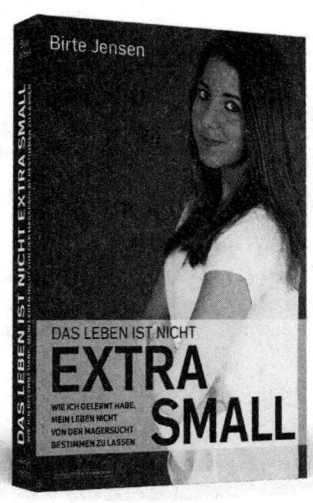

DAS LEBEN IST NICHT EXTRA SMALL
WIE ICH GELERNT HABE, MEIN LEBEN NICHT
VON DER MAGERSUCHT BESTIMMEN ZU LASSEN
Von Birte Jensen
208 Seiten | Taschenbuch
ISBN 978-3-86265-595-3 | Preis 9,99 €

Magersüchtig sein, so etwas könnte ihr nie passieren, dachte Birte. Bis nach einer Diät der Wunsch, »perfekt« zu werden, immer größer und unkontrollierbarer wird. Die Magersucht nimmt sie voll in Beschlag. Schon bald kreisen ihre Gedanken nur noch um Diäten, Kalorien, Sport und Gewicht, sie findet sich in einer Spirale wieder, aus der es kein Entkommen gibt. Nebenbei versucht sie, ihr Leben wie gewohnt weiterzuleben, sie will

ihr Abitur machen, ihre Freunde treffen und das tun, was alle in ihrem Alter tun. Nur wie alle sein will sie nicht. Aus Scham über ihre Krankheit darf keiner erfahren, wie es ihr wirklich geht.

Nur gezwungenermaßen entscheidet sie sich für eine ambulante Therapie, als ihr Körpergewicht fast lebensbedrohlich niedrig war. Im Nachhinein die wohl beste Entscheidung, die sie hätte treffen können.

DEIN LEBEN HAT GEWICHT

WIE LEBT MAN MIT EINER ESSSTÖRUNG? ELF MAGERSÜCHTIGE JUGENDLICHE
ERZÄHLEN VON IHREN ERFAHRUNGEN MIT EINER HEIMTÜCKISCHEN KRANKHEIT

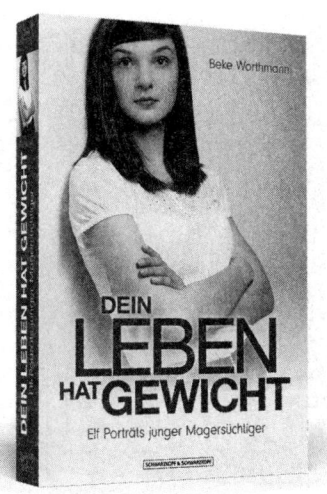

DEIN LEBEN HAT GEWICHT
ELF PORTRÄTS JUNGER MAGERSÜCHTIGER
Von Beke Worthmann
272 Seiten, Taschenbuch
ISBN 978-3-86265-213-6 | Preis 9,95 €

Die Pubertät ist schon an sich eine schwierige Lebensphase. Wenn auch noch eine Magersucht hinzukommt, kann der Alltag zum unüberwindbaren Problem werden. Was denken und fühlen junge Menschen, die an Anorexie leiden? Und was können wir aus ihren Erfahrungen lernen?

In DEIN LEBEN HAT GEWICHT kommen verschiedene Betroffene zu Wort. Zum Beispiel die 16-jährige Rebekka, die sich nach zig Klinikaufenthalten die Frage stellt, welchen Wert ihr Leben ohne die Krankheit überhaupt hätte. Oder Tobias, der eindringlich schildert, wie er durch exzessiven Sport in die Magersucht schlitterte. Anhand von elf intensiven Porträts wird auf besondere Art erfahrbar, was die Krankheit für jeden einzelnen der Jugendlichen bedeutet.

Ein umfangreicher Expertenkommentar ergänzt die berührenden Erfahrungsberichte.

FRISS ODER STIRB

EIN SCHOCKIEREND EHRLICHER TATSACHENBERICHT ÜBER MAGERSUCHT,
ERZÄHLT MIT DER NÖTIGEN PORTION HUMOR

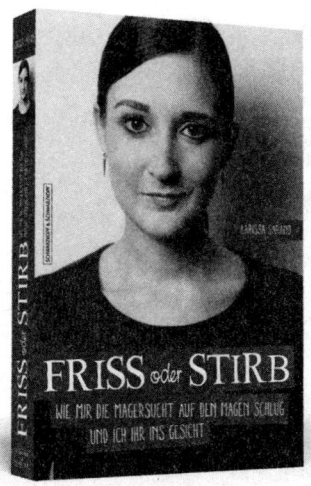

FRISS ODER STIRB
WIE MIR DIE MAGERSUCHT AUF DEN MAGEN SCHLUG
UND ICH IHR INS GESICHT
Von Larissa Sarand
224 Seiten, Taschenbuch
ISBN 978-3-86265-667-7 | Preis 9,99 €

»Sie mögen Tabu-Brüche? Sie haben schwarzen Humor? Dann sind Sie hier richtig. In meinem Buch FRISS ODER STIRB erzähle ich von meiner Magersucht – ohne jede Scham, aber mit umso mehr Galgenhumor.

Ich verrate die unzähligen Tricks, mit denen ich mein Umfeld an der Nase herumgeführt habe, um meine Krankheit geheim zu halten. Da Lügen aber bekanntermaßen kurze Beine haben, musste ich mich ganz schön abstrampeln, damit meine ›Verrücktheiten‹ unentdeckt blieben. Und sobald ich ohne Aufsicht war, erfuhr der Wahnsinn freilich noch ganz andere Dimensionen.

Was Sie hier über Magersucht lesen, ist Ihnen in dieser Form mit Sicherheit noch nicht begegnet. Fragen Sie sich nicht, ob man darüber lachen darf. Tun Sie es einfach.«

Larissa Sarand